未来を変える
Ethical Mind
［エシカル・マインド］

医療の現場から考える、持続可能な社会

茢部 淳
Jun Karibe
麹町皮ふ科・形成外科クリニック院長／予防医療研究協会 理事長

ワニ・プラス

◎はじめに

私たちは今、何をすべきか。

新型コロナウイルスによって世界が大混乱に陥っている今、われわれは何をすべきでしょう。私は、人それぞれが生きる意味を問い直す時期ではないかと思うのです。

ちょっと考えてみてください。われわれはみな、幸せな人生を望んでいます。そして、幸せな人生の過ごし方の大前提は、健康で美しいまま長生きすることです。

そのためには、病気の「予防」が大切であり、病気になりにくい心と体を手に入れることこそを目指すべきです。

まず、本書のタイトルに使ったEthical Mind（エシカル・マインド）について説明させてください。

ここ数年、Ethical（エシカル）という言葉をよく耳にするようになりました。このEthicalという英単語を直訳すると「倫理的な、道徳的な」という意味ですが、今日では人や地球環境への配慮、社会や地域に対する貢献に関する考え方や行動を表す言葉として定着しています。「エシカル消費」「エシカル・マーケティング」というふうに使われています。

私が言う「エシカル・マインド」も、とくに人間社会だけではなく、あらゆるものに目を向けた「人や地球環境、社会、地域に配慮した考え方や行動」を心のうちに規範として意識している状態のことを指しています。

私たちを取り巻く環境は著しく変化しています。毎日のニュースで報じられる豪雨災害、洪水、森林火災、気候変動に伴う温暖化、水資源の不足や食料危機、生物多様性の喪失。そして経済を優先した結果、貧富の差も広がりました。

私たちの暮らしが地球環境、自然の恩恵を受けて成り立っていることを忘れてはなりません。地球環境に負荷を与え続けた結果、大災害や新型コロナウイルス感染症の拡大など自ら撒いた種で苦しんでいるわけです。古来の日本人は地産地消、身土不二など自然を大切にし、取り過ぎない範囲で自然の恵みを享受してきたのです。資本主義の蔓延により、「より安く大量に」というキャッチフレーズのもと、いつの間にか自然への感謝を忘れ、自然を駆逐するという破滅的なところまで来てしまったのです。

今ここで、原点に立ち帰り、自然と調和した持続可能な世界をつくり上げなければ人間は滅びます。

私が医師としてできることは、無論、医療の世界から変えていくことしかありません。どうしてこのような強い決意を持つに至ったのか、少しお話しします。

私は幼いころからお腹が弱く、長年下痢に悩まされてきました。腹痛や体調不良で、パフォーマンスが発揮できない場面を数多く経験してきました。そんなとき、乳酸菌を重視した食事によって、体調が劇的によくなったことがきっかけで、腸内細菌の文献や研究論文を読み漁りました。そして、腸内環境の乱れが万病のもとになることを知り、さらなる研究と知識の普及、予防医療の発展が必要だと確信しました。

私が取り組みたいことは、この予防医療なのです。

私が、形成外科医という一見、予防医療に関係のない職業を選んだことにも理由があります。形成外科は、生まれつき指がなかったり、乳房を失ってしまった方への形成手術、体と心の性を一致させるための性適合手術など「何もないところから何かを生み出す」という職人的な要素とアートをつくる芸術家的な要素、そして、見た目による「差別や偏見をなくす」という社会的な意義、さらには見た目や機能の低下を改善する「美しさを生み出し健康を保つ」という美容医療の要素を含んでいます。

若い方、健康な方にいくら将来老化する、病気になると言っても、人間は実際にその立場にならなければ気づかないものです。

ですから、今の自分をより健康で美しいものにして、将来病気や老いに苦しまないようにする。外面の美しさをつくり、内面、精神面も健康な状態を維持し、その人の人生をサポートする、それこそが形成外科医にとって大切な使命であり、まさに予防医療と呼べるものではないかと考えています。

そして、環境に負荷をかけず、自然と調和した社会を実現していこうという気持ち、それが私の考える「エシカル・マインド」です。

日本の医療はいらないことだらけです。

なぜ、患者は風邪で病院に行き、医者は薬を処方するのか。

なぜ、高齢者は1日に10数錠もの薬を飲み、副作用で体調をおかしくしているのか。

なぜ、食べすぎで糖尿病や高血圧になった人に、食事の改善を強制的にさせることなく、大量の薬ばかり出すのか。

なぜ、「治癒不能」とされるステージ4のがん患者に、医者は手術を施し、死ぬほどつらい副作用の出る抗がん剤を投与するのか。


ちょっと考えただけでも、おかしいことだらけでしょう。

このおかしいことが、ただ単に「おかしい」だけで大切な未来に影響がないのならば、ぼくも口を閉じます。

けれども、そのおかしいことが、患者の生活の質（ＱＯＬ）をおとしめ、健康寿命を縮め、国民皆保険制度を立ち行かなくさせている。今のままおかしなことを続けていたら、１００年後には、いやそれ以前に日本の医療は確実に破綻してしまいます。

われわれの子どもや孫の世代は、本当に必要な医療を受けられない世界で生きていくことになるのです。

そうなることが目に見えている。それなのに、目をつぶったまま、日本社会が壊れていくのを見過ごすのですか。

先に触れたように、ぼくは形成外科医であり、美容外科治療も行っています。

美容外科医が何を言っているんだ、と思われるかもしれません。

しかし、形成外科医・美容外科医だからこそ言えることがある。

くり返しになりますが、美容外科は見た目を変えるだけの医療ではありません。

美容外科とは、最高の予防医学であり、健康を増進し医療の無駄をなくす可能性をおおいに持った分野なのです。

なぜか。見た目を変えることは、心と体を変えることだからです。

外見の悩みとは実は、コンプレックスからくるものであり、コンプレックスは心がつくるもの。このコンプレックスをとり除くのが、美容外科という医療です。それとともに、体の内面も変えていくことができます。どんなに外見に気を配っても、生活スタイルを見直していかない限り、きれいであり続けることはできないからです。

とくに食事のあり方が重要です。

好きなものを好き放題に食べていては、体内環境を健全に保つことができるはずもない。不健康な体内環境は、そのままシミやシワ、顔のゆがみ、肥満となって外見に出てきます。ですから、外見を変えたいならば、体内環境も変える必要がある。そのためには、食生活を正すことが大前提です。食生活が変わり、外見も心も美しく保たれていれば、病気になる可能性は自ずと減少します。

美しくあることと、心と体の病気を防ぐことは実は同根なのです。

そうして国民全体で病気予防に努めていけば、年間43兆円もかかっている国民医療費のほとんどが必要なくなります。

現在、無駄に費やされている医療費のほとんどは、国民全体で食と生活習慣を変えさえすれば必要なくなるのです。


ところが、世間の美容外科に対する評価は残念ながら低い。「大金のかかる贅沢な医療」というイメージが強いでしょう。美容外科医は、年収が高くて、きらびやかな生活をしていると思っている人も多いと思います。

たしかに、そんな医師もいる。でも、すべてではありません。

ぼくは、お金がつくる豊かさには興味がない。六本木も銀座もきらびやかな世界だけれども、それは虚構の世界だとも思っています。頭のなかでつくり上げた欲望を実現させたところで、本当の幸せを感じることはできないからです。

では、本当の幸せとは、どこにあるのか。不要なものは持たない、人間らしい暮らしのなかにあります。ものがあふれた生活は、かえって自らを窮屈にするだけ。いらないものが何もない環境で、本当に必要なものだけで暮らすほうが、どれだけ人間らしい生き方か、とぼくは思うのです。

ぼくらの親の世代は、高度経済成長期やバブル時代に、キラキラと輝くような物質的に裕福な生活を求め、都会に出ることにこそ価値がある、という時代を過ごしました。だから親たちは、お金や高価なものや食事に代表される裕福さに価値を置いてきました。しかし、そんな暮らしが、多くの病気を生み出してきたのも事実です。

そうした姿を見続けてきたぼくたち世代は、「何かが違う」と気づいている。だからこそ、将来を思い描くことへの不安感も、医療に対する不信感も強く持っています。

では、どうすれば、親の価値観と違う生き方ができるのか。そこからくる不安をとり除けるのか。

それは、生きる価値を自分自身に置くことです。

自分の生活から「いらない」「おかしい」と思うことをどんどん捨てていった先に残るのは、自分自身だけです。ここに生きる価値を置けば、いらないものに縛られて不安になることもなくなるでしょう。

お金の価値は、人生の最底辺に置いておけばいい。日本の医療のあり方も、自分の食事しだいで変えていける。

ところが現実には、他人と自分を比較しながら生きている人ばかりです。自分に価値を置けない人は、自分以外のもの、たとえばお金やインスタ映えする食事や高価なものに価値を置き、他人と比較することで自分の価値を確かめるのです。

こうした心理は、ストレスを生みます。そしてストレスは万病のもとです。

そんなものは何もいらない。自分を取り繕うものも、過剰すぎる医療もなくていい。そもそも私たちは、日本という国に生まれただけで、すばらしいものにあふれた場所に生きているのです。

文化も食生活も民族性も自然も素晴らしい。世界に類のないものばかりです。

しかし残念ながら、日本人である私たち自身がそのことを忘れ、西欧文化に追随してしまっている。こんなにもったいないことはないでしょう。

本書では、日本の未来のために、そして私たちが「エシカル・マインド」を持つために、「いらない」と思うものを、身近なところから一つずつ挙げていきます。私がいる医療の世界から始めて、食事、社会へと展開してみたいと思います。

本当はもっとたくさんあるけれど、一冊には入りきらないので、まずは37個。そして、いらないものを次々とそぎ落としていったとき、大切なもの一つが残ります。そのとき、人生に対する不安が消え、健康な心身を築く礎となる「エシカル・マインド」があなたのなかにできているものと信じています。

◎目次

第2章 日本の食卓は〃毒〃だらけ 83

第1章

〝医療〟を疑え

1

風邪で病院に行くのは無駄。

風邪を引いた。病院に行かなければ――。

そんな思考回路を持った人が、日本には少なからずいます。

風邪で医療機関を受診するのは、はっきりいって無駄です。それなのにどうして、多くの人が風邪を引くと病院に行くのでしょうか。

「薬を飲めば、病気が治る」と思い込んでいるからに他ならないでしょう。

しかし、現代医学に、風邪を根本治療できる薬はありません。医者に風邪そのものを治す力があるわけでもありません。できるのは、「風邪ですね」という診断と、症状を抑える薬を処方するだけ。つまり、風邪で病院に行っても、そこには「根本から治すための何か」があるわけではないのです。

風邪を治すのは、われわれの体に備わった免疫です。

免疫とは、病気を防ぎ、治すための人体システムのこと。風邪のウイルスが鼻やのどの粘膜から侵入すると、くしゃみや鼻水、鼻づまり、咳、のどの腫れ、たん、発熱などの症状が起こります。すべては病原体を排除しようとして起こる免疫の反応。これらの症状が生じるからこそ、風邪は治るのです。

ところが、風邪で病院に行くと、起きている症状を抑える薬を処方されます。

この弊害は大きいと言わざるを得ません。そして、とくに問題なのが解熱剤です。

発熱は、風邪で起こる症状のなかで、とくに重要なものの一つです。体温が37度5分以上になると、病原体の活動を50パーセント程度も停止させられるからです。さらに熱が上がれば、病原体を排除する力も高まります。そうやって人の体は、体温を上げることで免疫力を高め、病原体を排除するようにできているのです。

ですから、病原体に感染したとき、スーッと体温が上がる人のほうが、風邪の治りはよい。「ちょっと熱っぽいな」と感じたら、免疫が病原体を殺してくれている合図と思って、早めに布団にもぐっておとなしく寝ていればいいのです。免疫細胞の働きは睡眠中やリラックス時に活性化するからです。

ところが、「熱が出た！」と感じると、多くの人は余計なことをしてしまいます。慌てて病院に行き、解熱剤などを処方してもらって帰ってくるのです。解熱剤を飲めば、薬の作用で熱が下がるので、一時的に体が楽になったように感じるでしょう。

しかし、それは逆効果になりかねません。薬の作用で「体温を下げる」ということは、「免疫の働きを低下させる」ということ。いわば、病原体が活動しやすい体内環境を自らつくることになります。

だからこそ、解熱剤の作用が切れたころ、熱がドーンと再び上がるのです。体内で増殖しすぎた病原体に対し、免疫の攻撃が激しくなるからです。

そもそも熱を出させているのは、病原体ではありません。外からやってきたウイルスや細菌は、体温が上がって免疫力が活性化すれば、殺されてしまう。子孫を増やすために、どんどん繁殖したい彼らにとっては、熱が上がらないほうが好都合です。

そんなことを知らず、熱が上がるたびに解熱剤を飲んだら、どうなるのか。病原体を体内にとどまらせることになり、結局のところ、風邪を長引かせることになるでしょう。

38度程度の熱ならば、「免疫が戦ってくれているな」と考え、水分と栄養を十分にとって、布団にくるまって寝ていることです。病院に行くのを考えるのは、最後の最後。それが最良の風邪の治し方です。

病気は、より高い人生の階段を登ってゆく通路にすぎない。
（カール・ヒルティ）

2

副作用に苦しまない方法は一つだけ、「薬を飲まないこと」。

薬を飲んでも、無害ならばよいのです。

しかし、薬には副作用があります。副作用とは、意図した作用とは異なるマイナスの働きのこと。意図した作用が主作用で、それに反する作用が副作用です。

解熱剤は日常的に飲んでいる人の多い薬です。発熱時に処方されるほか、痛みを抑えるためにも使われるので、解熱・鎮痛・抗炎症剤とも呼ばれます。具体的には「非ステロイド性抗炎症薬」と呼ばれるロキソニンやアスピリン、バファリン、ボルタレンなど。最近では市販薬も多く、入手しやすくなっています。「頭痛持ちだから」とお守りのように持ち歩いている人も多いでしょう。

実は、これらは気軽に飲んでよい薬ではありません。副作用があるのです。

その一つが胃潰瘍です。痛み止めによる胃潰瘍の起こりやすさは、なんと服用しない場合の19倍にも達し、原因の約30パーセントが、痛み止めとも報告されています。頭痛を抑えるために、胃潰瘍になる。こんなバカげたことが、実際に起きています。

ロキソニンを頻繁に飲んでいて、胃痛を感じることがある人は注意が必要です。

しかも、鎮痛剤には依存性があります。頭痛を起こしやすい人が、そのたびに鎮痛剤に頼っていると、頭痛を慢性化させ、鎮痛剤を飲まずにはいられなくなるのです。

また、一部の解熱鎮痛剤は、インフルエンザの発熱時に使うと、脳炎や脳症を起こす可能性が指摘されたこともあります。

鎮痛剤を飲むとき、この事実をどれだけの人が意識しているでしょうか。病気を治すために飲む一錠が、新たな病気を引き起こす。そうだとしたら、その薬はなんのために飲むのか、よくよく考えてほしいのです。

また、日本人が服用することの多い薬の一つに、抗生物質（抗菌薬とも）があります。これも、風邪で病院に行くと、いまだに処方されることのある薬です。

抗生物質は、細菌の増殖を止めるための薬です。ところが風邪の原因は、約9割がウイルス感染。ウイルスと細菌は別の生物で、ウイルスに抗生物質は効きません。

重大な問題はこの先です。抗生物質を一度飲めば、免疫系統を弱めてしまうのです。理由は、われわれの腸に棲む腸内細菌を殺してしまうためです。腸には、多種多様な腸内細菌が棲んでいて、消化吸収を助け、健康増進に必要な成分を合成しています。何より、免疫力の強化に働いています。免疫力の約7割は腸でつくられます。それを助けているのが、腸内細菌です。

ところが、抗生物質を1回飲むと、腸内細菌が殺されてしまい、その生育も阻害されます。抗生物質は、細菌の増殖を止める強力な薬だからです。最近は、検便で腸内細菌の組成を簡単に調べられます。これで調べたところ、わずか1回の抗生物質の服用で、数カ月間も腸内細菌叢がもとに戻らなかった、というデータも出ています。

こうなると、免疫力も自ずと低下します。免疫力が落ちれば、風邪を引きやすくなります。抗生物質を飲んだあとの数カ月間は、風邪を引きやすい状態になっているのです。

問題はこれだけにとどまりません。免疫系統が乱れれば、アレルギー性疾患を発症しやすくなります。アレルギーは免疫が暴走した状態で、原因は免疫力の低下にあります。

さらに、自閉症の発症にも関与していることが、近年の研究で明らかになっています。自閉症児には、乳幼児期に中耳炎をくり返したり、腸の膿瘍（膿がたまること）の治療を受けた子が多いのです。これらの病気になると、抗生物質が使われます。腸内細菌叢が形成される幼い段階で、抗生物質を大量に投与されることで腸内環境が悪化し、それが脳に強く影響することがわかってきているのです。

病気の治療薬よりも、それを防ぐ方法を私は探す。

（ルイ・パスツール）

3

投薬の基準値は誰のためのものなのか。

なぜ、風邪で抗生物質が処方されてきたのでしょうか。

ほとんどの場合は、気休めです。薬を出しておけば、患者さんは「これで治る」と安心し、医者も「二次感染を防げるだろう」と期待するからです。

風邪を引くと、それを治すために免疫力の大半が使われるため、別の微生物に感染しやすくなります。この二次感染を防ぐために、抗生物質を処方する医者がいまだにいます。しかし現在、抗生物質に二次感染を防ぐ効果がないことは明らかになっています。

一方、抗生物質は、細菌性の感染症で重症化している人には効果があります。その場合も、先に腸内細菌叢《ちょうないさいきんそう》を整えておく必要があります。そうしなければ免疫力が低下し、いくら二次感染を防げたところで、治る力が弱まってしまうからです。

このように、抗生物質は医療に必要な薬であるけれども、気休めに飲んでいい薬ではない。とくに風邪で飲んでよい薬ではないのです。

日本の医療の現場では、抗生物質以外にも、必要のない薬が数多く処方されています。

高齢者に処方される薬も大半が必要のないものです。厚生労働省が作成した「高齢者の医薬品適正使用の指針」（2019年6月）によれば、65～74歳の3割、および75歳以上の4割の人に、それぞれ5種類以上の薬が処方されているといいます。

薬剤師が訪問している在宅療養患者では、飲んでいる薬の種類数の中央値が、7種類だったとの報告もあります。

また、保険薬局585施設を対象とした調査によると、「とくに慎重な投与を要する薬物（簡単にいえば「副作用がある薬」ということ）」の処方が、約4分の1もの高齢者に見られたとのこと。多く使われていたのは、「ベンゾジアゼピン系催眠鎮静薬（ハルシオンなどの睡眠薬）」「抗不安薬」「非ステロイド性抗炎症薬（ロキソニン、バファリン、ボルタレンなどの解熱・鎮痛・抗炎症剤）」など。決してめずらしい薬ではないでしょう。

たくさんの薬を飲むことを「多剤服用」といいます。最近の研究では、6種類以上の薬を高齢者が飲むと、副作用のリスクが高まることが報告されています。めまいが生じて転倒したり、認知機能が落ちたり、寝たきりになったりするケースも起こっています。

健康に過ごしたくて飲んでいるはずの薬が、寝たきりの状態をつくっている。では、その薬はいったいなんのためにあるのですか。

高齢者の持病で多いのは、糖尿病や高血圧症、脂質異常症など。いずれも生活習慣病の仲間です。これらの診断には基準値が定められていて、それを上回ると「病気」として扱われ、薬を飲むようにと医者に言われます。

では、その基準値は誰が決めているのでしょう。それぞれの専門医が集まる学会です。それら学会をバックアップしているのが、製薬会社という巨大スポンサーです。

医療の現場において、製薬会社の力は強大です。その製薬会社にとって、基準値は利益を左右する重要なバロメーターです。基準値を少し厳しくするだけで、何万人、何十万人が「薬を飲む患者」になるのです。
もしも医療が本当に患者のためのものならば、基準値を投薬の指標としないはずです。薬を処方する前に、食事の改善を徹底するでしょう。生活習慣病は、それをひき起こしている生活を根本から改善しない限り治りません。治らない限り、患者は病院に通い、薬を飲み続けることになる。そして、その薬は1剤、2剤と増えていくでしょう。そのほうが、食事療法を行うより、はるかに得になる人たちがいる。薬を大量に処方することで利益が集まる場所、そして集団がある。そこが医療界において大きな力を持っているのは、まぎれもない事実なのです。

医学以外のところで患者さんの心の支えになることが本当の医術ではないか。

（日野原重明）

4

コロナ禍、がんの手術件数が減っても、死亡率は変わらなかった。

「誰のための医療なのか」ということを、日本人はもっと疑うべきです。

こんな統計があるのをご存じですか。

2020年のがん死亡数は約37万9400人でした。これに対して2019年は、約38万3000人。ほぼ変わりがなく、むしろ約9000人減少しています。

2020年といえば、新型コロナウイルス感染拡大によって、多くの人が病院に行くのを控えた年です。がんの手術件数も、およそ半分にまで減りました。

手術件数も減り、検査件数も減った。でも、がんの死亡数は変わらない。これが何を意味するのか、よく考えてほしいのです。

これまで、必要のない検査や手術がたくさん行われていた、ということです。一部のメディアが、「検査控えをする人が多くなると、手遅れになるがん患者が増える可能性がある」とさかんに報道していましたが、「手遅れとはそもそも何なのか」と考えてみてください。おそらく、「手術ができない状態」を指すはずです。しかし、手術をしたからといって、必ずしも治るわけではないのが、がんという病気です。

もちろん、命を救うために必要な手術があります。予防的に小さながんを見つけ出す検診に一定の効果はあります。

しかし一方で、医者や病院のために行われている手術が多いのも現実。

医者は手術件数が増えると実績になり、病院には収入になります。手術の必要がない人にも、

「今、手術をしないと手遅れになる」と言ったほうがメリットは大きいのです。

手術をして切り取ってみたら、がんではなかったというケースも正直なところあります。でも、担当医は「早期発見だったから、助かりましたね」と言います。患者は心から感謝するはずです。検査画像を見せられ、「この影の部分が、がんです」と言われても、どこががんなのか、がんの進行の具合はどうか、医学の知識がなければわかりません。だから患者の多くは、「がんです」と告げられたら、身も心もいとも簡単に医者に委ねてしまうのです。

こんなこと、おかしいと思いませんか。医療者の責任はもちろん大きい。これはまぎれもない事実です。ですが、患者も医療を過信しています。

自分の命と健康を守るべき者は誰でしょう。自分しかいません。

医療も、資本主義社会の歯車の一つです。しかも非常に大きな市場を形成しています。自分の命と健康を守るために、それを利用する必要はありますが、取り込まれてはいけません。

私のもとには、がん治療で名高い大病院で「末期がん」と診断された患者が検査画像を持って相談にくることがあります。本当に末期の状態ならば手術をしてもがんをとり切れないことは明らかなのに、「今すぐ手術をしないと大変」と言われたというのです。

また、がんを発症すると、抗がん剤が投与されます。これもおかしな薬です。

抗がん剤は、細胞分裂を止める作用があります。がん細胞の分裂も止めるけれども、正常細胞の分裂も止めてしまう。自分の再生能力が奪われれば、人は長生きできません。長生きできないのに、副作用のつらい抗がん剤治療を受ける意味は、どこにありますか。

日本人の2人に1人ががんになるといわれる昨今。医療経済において、これほどの巨大マーケットはないのです。

ぼくは、食事以上に有効ながんの予防法はないと考えています。もちろん、すい臓がんなど悪性度の高いがんもありますが、大腸がんや乳がんなどは、食事に気をつけていればある程度予防できるがんです。ところが、そんなことを言う医者がいるでしょうか。

必要のない医療で命を縮めることほど、無意味なことはないでしょう。そうならないためには、今ある医療の常識をもう少し疑ってみてもよいと思います。


恐怖は、マラリアや黒熱病よりも恐ろしい病気である。マラリアや黒熱病は体を蝕む。しかし、恐怖は精神を蝕む。

（マハトマ・ガンジー）

5

「早期発見、早期治療」でQOL（生活の質）は、失われる。

がんは、特別な人がかかる病気ではない。このことを知っておいてください。

はっきりいって〝人類みな、がん〟です。

がんを発症している人も、発症していない人も、ぼくもあなたも、がん細胞を抱えて今日を生きています。すべての人の体内では、1日に少なくとも3000個のがん細胞が生まれています。

私たちの体を構成する約37兆個もの細胞は、日々、古いものから新しいものへと入れ替わっています。これを新陳代謝といいます。新陳代謝では、細胞核のなかにある遺伝子すべてがコピーされます。ところが、なかにはコピーエラーを起こす細胞がいる。これが、がん細胞へと変異していくのです。

コピーエラーは、細胞が老化するにつれて起こりやすくなります。60代になったころからがんになる人が急激に増えるのは、このためです。

では、がんで死なないためには、どうしたらよいのでしょうか。

「早期発見、早期治療が必要」と多くの医師は言います。

はたしてそうでしょうか。

早期発見のためには、人間ドックなどの精密で高額な検査が必要になります。そして、疑わしいものが見つかると、さらに詳しい検査を強要されます。

たとえば肺がんの場合、腫瘍が0・1ミリ以下であった場合、「様子を見ましょう」と言われます。ところが0・1ミリ以上あれば、がんとされ、手術の対象とされます。

　では、0・1ミリ以下のがん細胞の塊と、0・1ミリのがん細胞の塊。何が違うのでしょうか。腫瘍は、小さなものであれば、体内に現れたとしても、自然消滅することがよくあります。免疫がある程度よく働いている50代くらいまでは、がん細胞をどんどんやっつけてくれるのです。

　ところが、小さな腫瘍も早期発見されれば、手術の対象となります。抗がん剤治療も行われるでしょう。この間、患者のQOL（生活の質）は著しく低下します。免疫力が落ち、かえってがんの成長を促すこともたびたび起こっています。それは、人間ドックを受けなければ、自然と消えていったがんだったかもしれないのです。

　そう考えると、がんの定義とは、とても難しいものとなります。

　多くの医者は口をそろえて、「早期発見、早期治療が必要」と言います。でも、その価値観が自分の死生観に合ったものなのか、患者自身がまずそこを考えることです。

　そもそも、がんで死ぬことは、そんなに不幸ですか？

　女優の樹木希林さんは、がんが骨にまで転移した状態で、最後まで精力的に映画の撮影に臨まれました。身体的には相当につらかったはずです。その生き方と、そこから紡ぎ出された言葉の一つ一つは、ぼくたちの心を揺さぶり、生きることの大切さを教えてくれました。希林さんの死因はがん。でも、希林さんが不幸とは誰も思わないはずです。

生き方も、死に方も、すべては自分で決めることです。がんという病気の場合、発見されてすぐに死ぬわけではありません。不必要な治療を受けずにＱＯＬを保ち続けられれば、生きること、死ぬことに向きあい続ける時間を持てる病気です。

しかし、日本人の多くは、それを医療まかせにしています。

「早期発見、早期治療が必要」という価値観は、医療サイドのものです。そこに少なからず、「検査というサービスをたくさんの人に受けてほしい」というビジネス精神がからんでいるのは、疑う余地のないこと。そのことを理解したうえで、自分の生き方・死に方に「早期発見、早期治療が必要か」と、考えることです。

心が風邪をひかないように、心のうがいを繰り返そう。その習慣が、心を丈夫にするのだ。

（植西聰）

6

がんは、気づかないほうが幸せ。

「がんは、気づかないことが大事」というのが、ぼくの考えです。

気づかなければ、最後の最後までQOLを落とすことなく、生きることができます。

老衰で亡くなった人を調べると、がんが見つかることはよくあります。人間ドックなどを受けていなかったので、つらい治療をたくさん受けて、チューブや機械につながれた状態で死なずにすんだのです。

ぼくも大学病院に勤めているとき、がん治療の末に亡くなる患者さんを見てきました。高齢の方も大勢いました。「つらい思いをしたくないから、検査はしたくない」「もう、いつお迎えが来てくれてもいい」と本人が願っているのに、「悪いところがないか調べてください」と家族が連れてきて、検査を受けさせられてしまう人が少なからずいました。

そうしてがんが見つかった先は、本当に悲惨です。

われわれ医者は、「病気が見つかったのに治療をしない」ということができません。現代の医師としてもっとも大事な義務が、「病気を治療する」ことだからです。治療をせずに転移し、患者が亡くなることがあった場合、訴訟を起こされることが多々あります。訴えられれば、多くの場合、医者は負けます。それは医者にとって大変に恐ろしいことです。医者生命を奪われることになるからです。だからこそ、「ポックリ逝きたいんだよ」と願っているおじいちゃん、おばあちゃんにも、がんが見つかれば、ガイドラインに示された治療のフルコースを強く勧められます。

がんに気づきさえしなければ、老衰の状態で、安らかに人間らしく死んでいけたかもしれない。でも、がんに気づいてしまったために、死ぬほどつらい抗がん剤治療を受け、ベッドにしばりつけられた状態で苦しみながら死んでいくことになったのです。

医者はみな、その苦難を目の当たりにしています。

そのためか、「精密検査を受けない」という選択をする医者も多くいます。

105歳で亡くなられた日野原重明先生（聖路加国際病院名誉院長）も、ある程度の検査は受けていましたが、精密検査は最後までしないと自分で決め、胃ろうなどもせず、自宅で最後の時をご家族と過ごされました。

私の祖父は歯科医で、両親も医者です。祖父母と父は亡くなっていますが、積極的な治療はしませんでした。最後はおなかがパンパンに張っていたので、おそらく、大腸がんか肝臓がんだったと思います。でも、検査をしていないので、本当のところはわかりません。ペインコントロールといって、痛みのコントロールのために点滴を1週間ほどし、穏やかに死んでいきました。

それができたのは、がんであることを確かめなかったからです。

ところが、「検査をせず、治療もせず、死んだ」となると、「早期発見できていれば、手遅れになることもなかっただろうに」という人がいます。「かわいそうに」と憐れむ人もいます。

平均寿命より早く死ぬと「かわいそう」と言い、平均寿命より長く生きると「あっぱれ」と言う人もいます。

その価値観は、いったい誰のものですか。

価値観は人によってさまざまです。人は、生まれてくる日も死ぬ日も決められません。でも、生き方や死に方は自分で決められます。自分の価値観にしたがって生き、自分の価値観を大切に死んでいくことができたなら、たとえ平均寿命より前に死んでも、がんの発見が遅れて死んでも、これほど尊いことはないはずです。

「かわいそう」というのは、「みんな同じがいい」と思っている人が、自分の価値観から外れてしまった人に向けて言う言葉。そんな言葉に、惑わされる必要はありません。

人間は好んで自分の病気を話題にする。彼の生活の中で一番面白くないことなのに。

（アントン・チェーホフ）

7

「すべての命を救う医療」はもういらない。

医者であるぼくが、どうして、こんな話をするのか。

医療界に敵をつくりたい、などとはみじんも考えていません。「よけいなことを」と叱られたくもない。そんなことは、できればしたくない。でも、医療界は誰かが今、言わなければならない状態に来ています。

私がどうしても成し遂げたいのは、持続可能な医療をつくることです。

たとえ、われわれがこのまま好き勝手に生活をしていたとしても、われわれの命は、おそらく守られるでしょう。しかし、この国の100年後の医療はどうでしょうか。

医療にも限りがあります。誰でもいつでも気軽に受けられる医療とは、無駄の出やすい医療と同義です。限りある医療のなかで無駄を出し続ければ、持続可能性（サステナビリティ）は壊れます。事実、このままいけば、国民皆保険制度の破綻は絶対視されています。それならば、変えるしかありません。

地球環境と社会生活、そして健康。これらを保ち続けられるよう一人一人が「エシカル・マインド」を持ち、自らの行動を変えていく必要に迫られています。ところが、人間とはおろかなもので、自らの行動をそう簡単に変えられません。福島原発事故などよほどショッキングな出来事が起こって初めて、「このままではいけない」と自覚します。しかし、それでは遅すぎます。一度壊れたものを復元することほど難しいことはないのです。

意味のない治療を行って、富を築いてきた人たちがいました。高度な医療機器を使えば使うほど、薬は出せば出すほど、手術をすればするほど、検査をすればするほど、「ワクチンが必要だ！」と声高に叫べば叫ぶほど、富や名声が集中する場所があります。

それによって、国民医療費は年間43兆円を超え、不本意にも薬漬けになって、健康的な暮らしを失った患者がいる。このおかしなからくりを変えない限り、われわれは１００年後の人たちに、とり返しのつかない負の遺産を残すことになってしまいます。

何より、そんな現場に身を置かなければいけない、看護師やケアワーカーたちの労働はあまりに過酷です。病院のベッドに縛られる患者が増えれば増えるほど、肉体的にも精神的にもわが身をすり減らす思いで働かされ続けることになるのです。

ところが、そんなおかしなからくりも、「命を救う」という大義名分さえあれば、ものの見事に覆い隠せてしまうのが、今の世の中のヘンなところです。

まずは、よく考えてください。「命を救う」という言葉の危うさを。周辺取材をきちんとしないマスコミほど、この言葉を都合よく使います。

「生きたい」と心から願う命を救う医療は必要です。

しかし、人工呼吸器につながれ、点滴や胃ろうがつけられ、自分で食べることも排泄もできないまま、死までの長い時間を病院のベッドで過ごすことになったとき、あなたならどう感じるでしょうか。「命を救ってくれてありがとう」と感謝しますか。

本人は「早く死にたい」と思っているのに、多くの医療費と労働力を投入するような医療が、日本ではあふれかえっています。元気に自立して生活できる健康寿命と生物学的な寿命とでは女性で12歳、男性で9歳程度の差があるのです。本人が望まない治療で、日本の医療のサステナビリティは破綻の危機にさらされています。この状況は変えなければいけません。

ならば、どうするのか。

ぼくたち若い世代が先導するしかない、と考えています。資本主義社会のシステムに慣れきった人たちには、できないことだからです。社会のあり方に素直な疑問を持つことができ、古い考えやしがらみにとらわれない、若い世代だからこそできることです。ここから社会の枠組みを変えていけばいい。

だからこそ一人の医者として、ぼくは100年後も200年後も続く持続可能な医療を築いていく力になりたいのです。

物事を成し遂げる秘訣は、行動することだ!

The secret of getting things done is to act!

（ダンテ・アリギエーリ）

8

「病院に行けば、病気を治してもらえる」は幻想。

今、世界ではさまざまなパラダイムシフトが起こっています。

パラダイムシフトとは、簡単にいえば、これまで当然と考えられていた物事が劇的にくつがえされること。人類はこれまで幾度ものパラダイムシフトを経験してきました。そして今、われわれも新たなパラダイムシフトの渦中にいます。

それは、だいぶ前から少しずつ始まっていました。そして、新型コロナウイルスの世界的大流行（パンデミック）によって劇的に表面化してきました。

医療にも、パラダイムシフトを起こすときがきています。

飲む必要のない薬が大量に処方され、必要のない手術が数多く行われてきた日本。でも、新型コロナ拡大によってそれがいかにおかしなことだったかと、気づいた人が多いでしょう。それまで日課のように通院していた患者が受診を控えるようになって、病死者の数が増えましたか？　そんなことはないのです。

むしろ、きちんと自分の体と向きあうようになって、免疫力に関心を持つ人が増えています。病院に気軽に行けないとあって、体調管理を自らしっかり行っている人も増えたでしょう。コロナ禍のもと、ウォーキングやジョギングをする人の姿をよく見るようになりました。医療に頼らず、感染や重症化を防ぐ方法を、多くの人が真剣に考えるようになっています。

それではなぜ、これまでは何かあるとすぐに診察券と健康保険証をつかんで医療機関に駆けつける人が多かったのでしょうか。

自分で自分の身を守る、という覚悟がなかったからです。

熱が出たといって慌てて病院に行き、薬を処方してもらい飲んで安心する。でも本当のところは、その薬に風邪を「治す」力はない。反対に、くり返し飲んでしまうと健康を害するリスクを負うことになる。でも、そのことは薬の説明書に小さく書いてあるくらいで、まともに読むこともせず、危機感すら持たずにいたのだと思います。

この一連の流れを疑いもなく受け入れてきたのは、「医者が出した薬に間違いはなく、薬を飲めば治る」という思い込みがあったからでしょう。

ではなぜ、日本人の多くはそんな思い違いを続けてきたのでしょうか。それは、自分の健康を人まかせにしてきたから。医者まかせ、薬まかせにしてきたからです。

世界広しといえども、風邪で病院に行くのは日本人だけです。保険証があれば、「いつでも」「誰でも」「安価に」医療を受けられる日本の国民皆保険制度。世界に誇れる制度と、政府や医師会は声高に唱えます。確かにありがたい制度ではありますが、自分の健康を医療まかせにする人を増やしてしまったことは、その弊害ともいえるでしょう。

気軽に行けるならば、頼るのも簡単です。

一方、国民皆保険制度のないアメリカでは、民間の医療保険に入っていない人が、風邪で病院に行けば数万円もかかります。入院は1泊で50～60万円。盲腸で手術をすればおよそ700万円かかります。一家が経済的に崩壊しかねないのです。だからみな、ちょっとしたことは我慢し、自力でなんとかしようとします。

私は小学生のとき、オランダに住んでいました。日本の医者は宿直も多く、自分の時間を削って働きますが、オランダではかかりつけ医制度があるため、大学病院は専門的な医療機関です。風邪やかすり傷で大学病院を受診できる日本とは異なります。ですので、大病院の医者も夕方5時には帰宅します。土日も休み、バカンスもとります。ですから、ぼくも医者である両親と多くの時間を過ごせました。

それができたのも、オランダの人たちが風邪で病院に行くようなことをしないからです。「いつ死んでも、くいはない」という生き方をしていて、「病院に行けば病気が治る」という幻想も抱いていない。だから、医者や看護師が身を削って働く必要もないのです。


この世のすべての病気には、治療法があるかないかのどちらかだ。

もしあるなら、それを見つけるようにしなさい。

もしないなら、気にしないことだ。

（マザー・グース）

9

死の覚悟を
持たない人が
生きる覚悟を
持てるはずがない。

日本では、安楽死が法的に認められていません。その議論すら、なかなか進まない。私は安楽死に賛成です。

日本では、いったん入院すると、死ぬことが大変になります。治らないとわかっている患者に、さまざまなチューブをつなぎ、なんとか死なないよう管理する。「もうやめて。静かに死なせてくれ」と本人が願っても、医者は一度始めた治療をやめることができません。ましてや、薬物を投与して人為的に死を迎えさせることは、たとえ本人が望んだことであっても、「非人道的」「違法」と非難されてしまいます。

心身に耐えがたい苦痛を強いられても、そこを乗り越えた先に再び健康的な生活をとり戻せるのならば、耐える意味もあるでしょう。しかし、その希望が限りなくゼロだとしても、死を選ぶ権利はないのです。本人は生きる目的をすでに失っている。それでも治療を続けるのは、いったい誰のためなのでしょうか。

私自身は、治療が難しく死が避けられない病気になったら、入院はしないと決めています。自分の命を自己決定できなくなるのは、私自身の死生観に反するからです。自分の命が、誰かの金もうけの材料にされるのも困ります。「なんの治療もしないでほしい」と頼んでも、「それは無理です」と断られるのもわかっています。だからこそ、死に直面した際に入院する意味が私にはないのです。

こうした死に関する話は、元気なときに家族としておくことです。ひとたび入院してしまったら、あとは医療の流れに乗るしかなくなってしまうからです。

ところが日本人は、死について家族と話し合うことがなくなっています。おじいちゃんもおばあちゃんも、お父さんもお母さんも、今ではみんな病院で死んでいく。だから、病院で死ぬのが当たり前と思い込んでしまっているのです。

また、核家族化の影響も大きいでしょう。近くで誰かの死を見つめる経験がないと、死を自分のこととして捉えることができなくなります。

日本人も、70〜80年ほど前までは死が身近にありました。戦時中、身近な人が次々に死んでいくなか、自分はどうやって生きていくのか、みな真剣に考えていたはずです。

それが、今では死の覚悟を持たない人が圧倒的多数です。それを「時代だから」と片づける人もいます。しかし、死の覚悟がない人に、よりよく生きる覚悟が持てるでしょうか。生きる覚悟とは、死ぬ覚悟があってこそ確固としたものになるはずです。

安楽死制度の構築は、日本の医療のためにも必要です。現在は、本人が望まない医療に膨大な費用と労力がつぎ込まれている。これをなくすことができれば、医療のサステナビリティも確保できる。しかし、死生観を持たない人の間で、議論が進むはずがないのも事実です。

自由に死ぬ権利がないならば、せめて一人一人が最後までよりよく生きていくための予防医療を広げていきませんか。最後の最後までＱＯＬを守って生きるには、自分の身は自分で守るという覚悟が必要です。その枠組みづくりを、国主導で行うべき時がきています。

でも、国任せにするだけでは、事態が進まないのは目に見えています。そこでぼくは、予防医療研究協会を多くの医者とともに立ち上げました。現在、１００人以上の医療従事者がそこに名を連ねています。

一人一人が責任をもって、自分の健康を築き、病気にならないための知識を積み上げていく。決して他人まかせにも医療まかせにもしない。それこそが予防の基本で、持続可能な医療を構築していくうえで欠かせない考え方です。

この考え方を多くの人々と共有できたとき、日本の医療の未来が守られることでしょう。

死ぬ気があれば、人は自由に生きられる。
（マハトマ・ガンディー）

10

うつは腸を正せばよくなる。

持続可能な医療のためにも、自らの健全な心身のためにも、無駄な薬は処方しない、もらわない。この覚悟が必要です。

さまざまな診療科で無駄な投薬が、今も行われています。精神科もその一つです。

統合失調症も自閉症もうつ病も、食事を変えればだんだん改善していきます。

ところが、ほとんどの精神科医は食事指導をせず、患者に何種類もの薬を出します。なぜでしょうか。

多くの人は、これらを脳の病気と思っています。でも、CT（コンピューター断層撮影法）で脳を撮影しても、脳の形状にはなんの異常も見つかりません。それらの精神疾患は脳だけに原因があるわけではないのです。明らかな症状はある、しかし原因がわからない。よって表に出てきている症状を、薬で一つ一つ抑え込もうとしているだけなのです。

ところが、ここ数年の研究によって、統合失調症や自閉症、うつ病は、腸内環境の異常にも原因があることがわかってきました。

「脳腸相関」という言葉があります。脳と腸は密接に影響を及ぼしあい、連携して働いています。その影響は、脳から腸へという一方通行ではなく、腸から脳へという方向でも強く働きかけています。精神疾患は、その腸から脳への働きがうまくいかなくなって起こってきているのではないか、というのです。

腸の働きを軽んじてはいけません。そもそも、生物において、脳と腸どちらの臓器が先に発生したと思いますか。人類の進化の歴史をさかのぼっていけば、イソギンチャクなど腸だけで生きていた腔腸動物に行き当たります。脳を持たない腔腸動物は、腸であらゆる判断を行います。生存に必要な判断は、腸だけでも十分にできるのです。

ところが、「オレが命令系統になる!」と、たまたま脳がてっぺんに乗っかった。その脳によって人類は文明を大きく発展させました。が、脳と腸の命令系統にアンバランスも生じた。脳ばかりが「頭でっかち」になり、腸の働きがないがしろにされてしまった。それによってさまざまな病気が生み出されてきているのです。

統合失調症や自閉症、うつ病などはまさにその典型。腸内環境が悪化している状態と関連していると考えられます。腸の働きが滞れば、当然、脳も停滞します。思考がネガティブになり、悪いほう悪いほうへと考えるようになって、何もしたくない、外に出たくない、みんなが自分を悪く言っていると、自らの行動を制限するように働いてしまうのです。

しかも、セロトニンやドーパミンなど、脳内で働く神経伝達物質の材料をつくっているのが、腸内細菌であることもわかってきています。われわれの腸には、およそ200種、100兆個といわれるほどの細菌が共生しています。その腸内細菌は、消化吸収や免疫力の強化、そして脳内の伝達物質の材料を合成する手助けをしているのです。

セロトニンは、幸福感を伝える物質。うつ病の人の脳内ではセロトニンの分泌量が減り、また働きが悪くなっていることがわかっています。

ドーパミンは、やる気や快感、ときめきなどを伝える物質。夢に向かって熱心にがんばっているときや、恋愛中などに多く分泌されます。

腸内細菌のバランスが崩れ、その数が減って、それらのホルモンの前駆物質が腸内でつくられなくなってしまうと、幸福感も意欲もまるで持てず、人を好きになることすらできなくなるのです。

そうだとするならば、精神的な症状を改善し、ポジティブな思考を取り戻すために、必要なことはなんでしょうか。薬を飲むことですか。違います。化学合成品である薬は、原始的な生物である腸内細菌にとって、もっとも苦手で、数を減らす〝毒〟にしかならないのです。

健康な人の胃腸は美しく、不健康な人の胃腸は美しくない。
（新谷弘実）

11

うつ病も
学習障害も、
薬なんていらない。

腸内細菌の働きを活性化するには、食事が大切です。

腸内細菌の状態は、食事によって大きな影響を受けるのです。日々、腸内細菌が喜ぶような食事をしていれば、統合失調症や自閉症、うつ病だけでなく、さまざまな不調が改善していきます。そのためにどんな食事がよいか。それは、第2章で解説します。

食事が大切。そうわかっていたとしても、食事療法を熱心に指導する精神科医は限られます。食事療法では現在のところ、病院やクリニックの利益になりにくいからです。

反対に、薬物療法は大きな利益を生みます。統合失調症、自閉症、うつ病などの精神疾患は、製薬会社にとって巨大市場です。患者の多くは若くして発症し、10年も20年も、長い人になると生涯にわたって、何種類もの薬を飲み続けます。そうして患者一人につき、相当な金額が製薬会社に支払われるのです。その人数とは現在、約419・3万人。認知症を含めて、精神科にかかっている患者の数です（厚生労働省公表、平成29年）。

では、精神疾患を発症すると、なぜ長きにわたって薬を飲み続けることになるのでしょうか。それは薬には「治す」働きがないからです。

精神科で処方されるのは、その多くが「症状を一時的に抑える」ためだけの薬です。

たとえば、不眠症で眠れない人に処方される睡眠薬は、脳の働きを一時的にシャットダウンさせて強制的に眠らせる薬です。自然な入眠をうながすものではありません。抗不安剤も、脳に作用して不安感や緊張を感じさせにくくさせるだけのものです。

一方、うつ病には、抗うつ剤が処方されます。うつ病になると、脳内のセロトニンが分泌されにくくなるうえ、働きが悪くなって、意欲の低下や不安などの症状が現れてきます。よって、脳内のセロトニン量を増やすため、脳に存在しているセロトニンが吸収されるのをブロックする薬が抗うつ剤です。

しかし、そんな形で脳内のセロトニンを増やしたところで、そこにあるのは働きの落ちているセロトニン。働きの悪いセロトニンをいくら増やしたところで、幸福感が高まることはなく、うつ病の根本的な治療にはなりません。

私の両親は心療内科医です。専門は摂食障害ですが、二人は「精神疾患は薬では治せない」とたびたび話していました。私も研修医時代を含め、週1回程度精神科診療を行っていたことがあり、現状を間近に見てきました。

精神科病棟の平均入院期間は2年半。長い人になると20年、30年にもなります。これだけ長いのは世界中を見ても日本だけです。

本人が働けない状態であるため、ほとんどが公的援助や生活保護を受給しています。国が治療費を負担し、病院や製薬会社には大金がまわる。本人は薬漬けで自由を失った状態。そんな医療、これはいったい誰のためでしょうか。

精神疾患を治すには、ストレスなど発症の原因となった精神的負担をカウンセリングなどで根気よくとり除き、同時に、腸によい食事でセロトニンとドーパミンの生成量を増やすことこそ必要です。薬は、自殺の危険があるときなど緊急で必要な場合にのみ最低限を処方する。そういう治療こそが、症状の改善につながります。

それならば、カウンセリングと食事療法に対して保険の点数を増やし、無駄な投薬は減点するなど、国が保険適用の枠組みを変えていかなければならないはずです。

最近では、自閉症や学習障害、ADHD（注意欠如・多動性障害）など発達障害の子どもも増えています。親は「どうすればよいのだろう」と悩むことでしょう。まずは、食事を変えることです。腸の働きを悪化させる食事をできる限り与えないことです。

朝食は菓子パン、お昼にカップラーメン、夜にカレーライスやハンバーグが並ぶような食卓では、子どもの腸内細菌叢は健全に育成されず、脳によい影響も与えられないのです。

病気の正体を知ろうとしたり、行き先を予測したりしても、何になるのか。要するに、私は苦しみ、そして死ぬ。それだけのことだ。

（獅子文六）

12

コンプレックスは美容外科でとり除けばいい。

これまでは、「病気になってからすべてを始める医療の時代」でした。これからの時代に必要なのは、「自分で自分の健康を築くための予防医療」です。

では、予防医療とはどのようなものでしょうか。

「外面（美容）」「内面（体内環境）」「精神面（心の安定）」という3つの側面からアプローチしていくことです。それでこそ病気の発症を防げる。私はそう考えています。

ところが、現在の日本では、外面（美容）の追求が軽んじられています。命に直接かかわる問題と考えられていないからです。はたしてそうでしょうか。

これまで美容外科は、「大金をかけて外見を変える医療」と見られてきました。「無駄」「ぜいたく」という人もいます。しかし、本人にとって見た目の悩みとは、精神的な障害を生み、単に外見上の問題にとどまりません。

美容外科とは、「コンプレックスを解消して、自信をつける心の医療」なのです。

たとえば、眼瞼下垂《がんけんかすい》という症状があります。まぶたが閉じて視野が狭くなってしまう状態で、皮膚や筋肉が変性して起こります。原因は主に加齢と、頻繁にまぶたをこすってしまう習慣などです。

この眼瞼下垂を治すのは、主に形成外科です。手術をすれば、まぶたがすっきり上がり、目を大きく見せられます。この場合は、保険診療になり、治療費は1～3割負担ですみます。

一方、目の二重術は、美容外科でも人気の手術です。目は人の表情を印象づける重要なパーツです。それだけに、多くの人がコンプレックスを抱きがちです。そのコンプレックスのせいで、人前に出るのがつらい、自分に自信を持てない、という人も大勢います。ただ、こちらの場合は、自由診療となります。治療費は全額負担です。

では、眼瞼下垂の手術と二重術では、何が違うのでしょうか。

見た目を変える手術、という点は共通しています。手術の内容もほぼ一緒。ただ、一般の診療で行われている治療も、病気ではなく本人のコンプレックスから「受けたい」と思ったとき、美容外科の範疇《はんちゅう》になり、全額負担となるのです。

つまり、美容外科や美容皮膚科などの診療科と、他の診療科の違いは、「コンプレックスを手放したい」という願いが治療動機になっているかどうか。これだけです。コンプレックスが本人にとって精神的な負担になっているのであればとり除くのが、医師の役割ではないでしょうか。

私は形成外科医として、国内外の医局で研鑽《けんさん》を積んできました。形成外科とは、体の異常や変形を治したり、失った機能や体の一部を新たにつくったりする外科です。そのなかで、たくさんの患者さんのコンプレックスと向きあってきました。

コンプレックスは、ときに人生のバネになります。しかし、外見上のコンプレックスは、自分でどんなにがんばっても変えられないことが多く、心を内向きにします。人に見られたくない、外に出たくないという内向的な思考をつくります。それが過大なストレスを生みます。ストレスは、病気と老化を起こす最悪のリスクファクターです。

それならば、コンプレックスを医療の力でとり除けばいい。それは、ぜいたくなことですか。違うでしょう。健全に生き、万病と老化のおおもとをとり除く予防医療の一環となるのです。将来的な医療費の削減にもつながる、これからの時代に必要な医療です。形成外科・美容外科は言わば、心の外科なのです。

ただし、外科的手術で外見を美しくできたとしても、腸内環境を悪化させるような食事や生活をしていては、その美を保ち続けることはできません。

「外面（美容）」「内面（体内環境）」「精神面（心の安定）」。この3つを整えてこそ、本来の美は築かれるのです。だからこそ私は、美容外科手術を行う患者にも、時間をかけてカウンセリングをしてメンタルのケアや食事指導を行っています。

そして、最終的なゴールは患者さん一人一人が自分自身を認めて、自信を持って人生を送ってくれることなのです。


目が見えないことは悲しいけれど、見える目で何も見ないことはもっと悲しい。

The only thing worse than being blind is having sight but no vision.

（ヘレン・ケラー）

13

医療保険のワナが苦しんでいる人を、さらに苦しめる。

日本では、保険診療と自由診療が明確に分かれています。

自由診療とは自費診療とも呼ばれ、医療保険が適用とならず、全額自己負担となる診療のことをいいます。保険適用にならない自由診療は、ぜいたくな医療なのかといえば、そんなことはなく、患者さんにとって必要な医療というケースも数多くあります。

本来ならば、一人一人の状況に合うよう、保険診療と自由診療をくみあわせて行えればいい。しかし、そうした混合診療が、日本の医療制度では認められていません。自由診療となる医療が一つでも入ってしまえば、初診にさかのぼってすべてが自由診療とされ、全額、治療費を請求されることになります。

ところが、その判定の仕方はあいまいで、おかしなところがある。それはまさに、法律が生み出すワナのように患者に大きな負担を強いてしまうことが多いのです。

その一つに性適合手術があります。ぼくは性適合手術も行っていますが、ここにも大きなワナがあり、本当に苦しんでいる人をさらに苦しめています。

現在、日本におけるＬＧＢＴの割合は、人口の７・４パーセントになると推計されています。ＬＧＢＴとは「レズビアン（女性同性愛者）」「ゲイ（男性同性愛者）」「バイセクシャル（両性愛者）」「トランスジェンダー（性別越境者）」の頭文字をとった、セクシャル・マイノリティ（性的少数派）の総称です。

また、心は男性でも体は女性など外見の性と内面・心の性が一致していない人を性同一性障害と呼び、体の性に強い違和感があり、社会生活において非常につらい日々を送っています。体と心の性を一致させる性適合手術を希望する人がいれば、しない人もいます。いずれにしても、性同一性障害とは先天性のもので、本人に非はありません。医療保険で救済されるべきことです。

日本でも現在、条件により性適合手術が保険適用になっています。ところが、必要な人に必要な医療がきちんと届くように、法が整備されてはいません。このため現実には、自費で性適合手術を受ける人が多いのです。

なぜ、こんなことが起こってしまうのでしょうか。

心は女性で、男性の体を持って生まれてきた人のケースでお話しします。心と体の性が一致しない苦しみとは、想像を絶するものがあります。親にも友人にも相談できず、悩み抜いた末に10代でホルモン剤を打つ人が大勢います。女性ホルモンを体内に入れると、体つきが女性らしくなります。これは自由診療になりますが、1回数千円なので、経済的負担も少なくてすみます。

ところが、ここに法律のワナがひそんでいます。大人になって、性適合手術を受けようと決意したとき、過去に一度でもホルモン治療を自費で受けたことがあると、医療保険を使えなくなるのです。混合診療と判断されてしまうからです。

性適合手術は、手術の内容によりますが、およそ280万円はかかります。保険が適用されれば、高額療養費制度を使え、手術費そのものは8万円程度ですみます。しかし、保険適用されなければ、経済的負担から手術を受けられない人も出てきてしまうのです。

しかも、性適合手術を医療保険で受ける場合、20歳未満の子どもがいてはならない、という意味不明な法律も存在します。

「子どもがいるなら、あなたはお父さん。お父さんは男性ですよね」と判断し、「でも、子どもが自立したあとならば、戸籍を変えてもいいですよ」という法律上の考え方なのでしょう。これほどの人格否定があるでしょうか。子どもの人格はもちろん守るべきものですが、大人にも大人の人格があります。あまりに短絡的な法律としか言えません。

こうした現在の価値観から大きく外れた法律によって、医療は縛られているのです。


毎日が試練だった。他人が普通だと認める生活に沿うことができない日々の繰り返しで、数えきれないほど自分を裏切った。


（ウェントワース・ミラー）

俳優

14

殺菌・消毒に熱心になるほど新型コロナに感染しやすくなる。

必要な医療を正しく届けるため、医療従事者は、正確な医療情報を発信し続けなければなりません。

それをやめてしまうと、患者に誤った選択をさせてしまうケースが出てくるからです。

実際、誤った情報が広く知れわたり、国民に健康を害するような行動をとらせてしまうこともあります。今、まさにそれが起こっています。

新型コロナウイルスが拡大するなか、予防には「手洗い、消毒、マスク」の3つが必要と連日のように報道されています。「油断してはいけない。気を引き締めて予防していこう」と口をそろえてメディアは訴えてきます。

しかし、この情報が本当に正しいのか、疑ったことがあるでしょうか。

薬用石けんや消毒剤は、手についたウイルスを排除するけれども、われわれの皮膚にすむ常在菌も殺します。皮膚常在菌は、皮膚に酸性のバリアをつくり、外からウイルスなど外敵がつかないよう守ってくれている重要な共生菌なのです。これを薬用せっけんや消毒剤を頻繁に使って殺してしまったら、皮膚にウイルスが付着しやすい状態をつくり出すことになるのです。

このことは、皮膚科医であれば、みんな知っていることです。しかし、テレビなど公共性のより高いマスメディアで「手洗い、消毒が必要」と連日のように報道されると、それが真実のように知れわたり、国民全体で熱心に行うようになります。

では、その裏で誰が得をしているのでしょうか。民放のテレビコマーシャルは今、消毒剤や洗剤のものばかりです。「手洗いや消毒をやりすぎてはいけない」という皮膚科医が、テレビ番組に出演することはほぼありません。それらを一生懸命にやりましょうという医者やコメンテーターばかりが登場します。

そもそも、われわれ人間は、細菌と共生することで健康を維持しています。腸には約100兆個もの腸内細菌がいますし、体全体を覆う皮膚にも、口のなかにも、たくさんの常在菌がすんでいます。人は常在菌の繁殖に必要な栄養を分けあたえ、常在菌は外から病原体などが侵入しないよう守ってくれている。それなのに、消毒剤を皮膚に吹きかけ、うがい薬で口内をすすぎ、挙句の果てに食べものにまで消毒剤を振りかけていたら、常在菌の多くを失うことになります。それでは、防御力が落ちるばかりです。

冷静に考えてみてください。薬剤を使って手洗いや消毒をくり返すことが本当に必要でしょうか。新型コロナがたとえ手についたところで、その手を口に運んだり、目をこすったりしなければ、感染はしません。手についたウイルスは、2〜3時間たてばほぼ死にます。水洗いでも流せます。常在菌がわれわれを守ってくれているからです。

一方、マスクはどうでしょうか。マスクには、一定の効果があります。ただ、ウイルスを防御する働きより、免疫力を高める効果を期待できることがわかってきました。

人が免疫力を高めるには、ある程度ウイルスなどの病原体にさらされる必要があります。マスクをしていると、新型コロナを含む飛沫をあびたとき、吸い込むウイルスの量を抑えられます。そうした微小感染をくり返すことで、発症をしないまま新型コロナを倒すための抗体が少しずつつくられていく、とアメリカの研究で報告されています。

テレビの情報番組では、「感染拡大を防ぐため、不要不急の外出は控えるべき」とくり返しています。でも、家のなかに閉じこもっていては、免疫力は低下します。実際、マスクをして外出し、微小感染をくり返した人のほうが重症化しにくく、外出を控えていたのに家庭内感染をしてしまったような高齢者のほうが重症化しやすいといった事例も科学的に明らかになってきているのです。

一切の病にみだりに薬を服すべからず。
病の災より薬の災多し。
（貝原益軒）

15

梅干し一粒に勝る薬なし。

新型コロナウイルスは、これまでの社会常識を一気に変えました。

悪化した側面もあるけれども、よくなったと思えることもあります。

「たかが風邪」で医療機関にかかる人が激減したのは、よいことの一つに数えられるでしょう。「風邪を引いた。でも、病院にいって新型コロナに感染しては大変」と、自力で治した人も多かったでしょう。

また、これほど長期間にわたってウイルス感染の脅威にさらされるなか、「医療とはなんぞや」と考えた人も多かったと思います。

今回の新型コロナ感染拡大においても感染症予防における医学的な方法は、何も変わっていないことが明らかになりました。「手洗い、うがい、マスク着用」とは、１８００年代半ばからいわれていたことです。

ソーシャルディスタンスは、さらにさかのぼって人類が行ってきたことです。日本でも古くから、「疫病が出た」といったら、患者を厳重に隔離してきました。あとから「忌み嫌うもの」という差別的な要素が入り込んでしまったから大変な問題が起こってしまうのですが、医学的には当然の方法です。伝染性の病気をまわりに移さないためには、距離をとるしか、今も昔も医学的に有効な方法がないからです。

実は発熱時の対応も、昔ながらの方法がもっともよいことが、多くの科学論文で報告されています。それは、首筋やわきの下、足のつけ根を氷枕などで冷やし、水をしっかり飲むというもの。おじいちゃん、おばあちゃんが当たり前にやってきてお金のかからない昔からの知恵に、科学が追いついてきたともいえるのでしょう。

そうした生活の知恵は全世界に存在し、日本でも数多く伝えられています。たとえば、「梅は三毒を絶つ」「梅はその日の難逃れ」といわれるほど梅干しは重宝されていました。なぜ、梅干しが体によいのか。昔の人は栄養学的な説明はできないけれども、毎日一粒食べることで、よい体調が保たれることを経験的に知っていたのだと思います。

現在では、梅干しの健康作用が栄養学的にも詳しく解明されています。最大のポイントは、クエン酸が豊富であること。クエン酸はエネルギー産生時に使われる栄養素です。病原体の排除に働く免疫細胞も、活動にはエネルギーを消費します。よって、その人のエネルギーの産生能力によって免疫力は違ってくるのです。それを左右する一つがクエン酸。風邪の際にはクエン酸を摂取するとよいのです。

ですから、ちょっと熱っぽいなと感じたときには、梅干しをポンと口に入れたらいい。もっといいのは、湯呑に梅干しを一粒と蜂蜜、お湯を入れて、フーフーと冷ましながらゆっくり飲むこと。これで体がぽかぽかと温まり、血行がよくなります。

風邪を引いた際、食欲があるならば、おかゆに梅干しが最高の滋養食です。これさえ食べておけば、風邪薬も解熱剤もいりません。そこには、今の科学では追いつけないほどの素晴らしい健康作用が含まれています。

これは、新型コロナ感染時でも同じです。新型コロナを特別で恐ろしい殺人ウイルスと思っている人が多いですが、通常の風邪を起こすウイルスの多くもコロナウイルスの仲間です。感染者の多くは不顕性感染者といって症状がほとんど出ない人で、重症化率は約1・6パーセント、死亡率は約1・0パーセント（厚生労働省2021年4月時点）。感染してもほとんどの人が無症状、もしくは軽症です。それならば、梅干しのおかゆや腸によい食事をして、睡眠をしっかりとり、安静に過ごすこと。

自分の免疫力が治してくれるのですから慌てないことです。恐れすぎてストレスをため込むような行動をとると、かえって免疫力が低下して、症状が重く出やすいので注意してください。

ちゃんとした食事がなければ、考えることも、愛することも、眠ることも、十分にはできない。

（ヴァージニア・ウルフ）

16

医療が
どんなに
進歩しても
「医食同源」を
超えることはない。

人間には、「恐怖から逃れたい」という心理が潜在的に働いています。

それは、人類が大自然のなかで捕食される生物として震えながら生きていた名残りで、本能に強く埋め込まれています。そんな「何かから逃れたい」という潜在意識が、「自由を手に入れたい」という欲望に変わり、これほど高度に文明の発展した世界が築かれました。

医療も日進月歩で、「進まなければいけない」とたえず前進を目指してきました。病気から逃れ、死から逃れるために、医療と科学の進歩こそ正義と刷り込まれてきたからです。

私も以前はそう思い込んでいました。しかし、今は違います。

立ち止まり、逆行することを恐れるな。医療者の立場から、そう訴えていきたいと考えています。

どんなに医療が発展したところで、毎日の食事に勝る薬はありません。医療とは、そもそも、医食同源の考えから興《おこ》りました。医療の原点は食べものにある。医療と健康のサステナビリティを考えれば、今こそ必要なのは、原点に回帰すること。食事をないがしろにしては、病気を防ぐことも治すこともできないのです。

「外面（美容）」「内面（体内環境）」「精神面（心の安定）」。これらは、食事でつながっています。食生活を通して、3つのバランスを整え、トータルコーディネートすることこそ、予防医療なのです。

摂取する食べものが悪ければ、精神的な疾患の原因にもなるし、精神的に落ち込めば身体的な病気にもつながってくる。反対に、薬の力で血糖値や血圧を正常値にしたところで、なんだか元気が出ないということもあります。なぜか。答えは簡単です。食事と生活がおかしなことになっているがために、「外面（美容）」「内面（体内環境）」「精神面（心の安定）」のバランスが乱れてしまっているからです。これでは、どんなに薬を飲んでも治りません。

これまでの医療は、病から起こる不調を薬でなんとかしようとしてきた。こんなに無駄なことがあるでしょうか。食事に問題があって生じる病気は、まずは食事を正すこと。薬は、最後の最後でよいのです。

では、進歩こそ正義と信じ込んでいる今の医療界を、どうやって変えていけばよいのか。それには社会の枠組みを変えていく必要があります。厚生労働省は生活習慣病の予防に向けて「1に運動、2に食事、しっかり禁煙、最後に薬」という立派な標語をつくっているのですから、この標語に沿った医療制度へと枠組みを変えればいいのです。

たとえば、運動療法や食事療法の保険点数をもっと上げ、生活習慣病の薬を処方するまえに、禁煙治療を行う。健康に気づかった食事や生活をしている人には、健康保険料を安くする。こうするだけで、国民の予防への意識は高まり、医療費や介護費の削減にもつながります。そもそも、体に悪いものを日常的に食べて病気になった人と、病気にならないよう努めている人を同じように扱うことこそ、おかしいとは思いませんか。

一方、医療の現場によい流れも生まれてきています。

２０２０年８月に医療ベンチャーが開発した「ニコチン依存症治療アプリ及びＣＯ（一酸化炭素）チェッカー」(CureApp SC) というアプリが、日本で初めて薬事承認を取得し、同年12月から保険適用されました。

医療用アプリが保険適用されたのは初めてであり、画期的です。薬を使わず、アプリで患者の考え方や行動を変えていき、禁煙治療をサポートしていこうというものです。

今後、予防医学の一環として食事をコントロールするアプリもできるでしょう。そして、それが保険適用されれば、日本の医療や未来を変えていくことにつながると期待しています。

食欲にまさる薬品なし。

（クセノポン）

第2章

日本の食卓は〝毒〟だらけ

17

「おいしい」を疑え

これまでの人生で、あなたにとって最高のごちそうは何でしたか。

私にも「おいしい」の原点があります。

子どものころの学童保育で、毎年キャンプに行きました。父にも幼いころからたびたび山に連れていかれました。そのキャンプで、がんばって火を起こし、自分で釣った魚やとってきた野菜を焼いて食べたあの味が、今までで最高と感じています。

祖母がつくってくれた煮物や酢の物もとてもおいしく、鮮明に記憶に残っています。

大人になって、さまざまな料理店に行きましたが、あの味に勝る料理にはいまだ出会っていません。今後も出会うことはないでしょう。

「おいしい」という感動は、体験がつくるものです。だから、私にとっては、どんな高級店の料理より、グルメサイトで星がたくさんついている店の料理より、子どものころの自分が一からつくったつたない料理や、祖母の愛情を深く感じながら食べた料理こそが「おいしい」の原点なのです。

この「おいしい」が、医食同源を築く根本になります。食事を考えるときの起点になるからです。今、日本人の食が乱れているのは、原点回帰できる「おいしい」の体験を持たない人が増えているからではないでしょうか。

自らに「おいしい」と心から感動した体験がないと、他人の評価を「おいしい」と勘違いしやすくなります。それを象徴するのが、グルメサイトでしょう。

外食の際にグルメサイトの星の数で店を選ぶ人が多くなっています。グルメサイトで星が4つ以上ついているから、自分も「おいしい」と評価する。でも、それは他人の「おいしい」のフィルターを通した味覚で、心からわいてくる感覚ではないと思うのです。

それならば、自分の「おいしい」の感覚を頼りに、街をぶらぶらと歩き、「ここがおいしそうだな」と直感的に感じるお店に入ったほうが、心から「おいしい」と感動できる味と出会えるでしょう。そのほうが、はるかに体によいものを食べられるはずです。

また、人との出会いが「おいしい」という感動につながることもあります。私も以前、旅先で偶然入ったお店で、とても温かい人柄の女将さんと出会い、お話を聞きながら楽しく食事をした経験があります。そのときの感動も、「おいしい」記憶として心に残っています。

たとえ子どものころに「おいしい」と心から感動する体験ができなかったとしても、このようにして自分から原点回帰する場所を探しに行くこともできます。

ただし、高級店だから「おいしい」という判断は違います。「一流料理だからおいしい」の「一流」も他人の判断です。高価だから「おいしい」と判断するのも同様です。1本1000円のワインと1本で数万円もするワインを飲み比べて、「1本数万円のワインは、やっぱりおいしいね」という考えこそ、資本主義に毒されていると言わざるを得ません。

心理学者のリチャード・ワイズマン氏は、ワインについて実験を行い、600人のワイン好きの被験者に5ドルから50ドルまでさまざまなワインのなかで、どのワインが一番高いと思うかを尋ねました。その結果、高価なワインを選ぶことに成功した被験者は約半数、53パーセントに過ぎなかったのです。いかに味覚があいまいなものかわかります。

もちろん有名レストランで、美味しい体験をすることも大切でしょうが、私は虚構の世界に興味はありません。つきあいで外食をすることもありますが、私のなかには「おいしい」と回帰する原点があるので、外食には魅力をあまり感じません。

それよりも、自分でひじきを煮たり、酢キャベツをつくったりして家でゆっくりと食事をするとき、心から「おいしい」と感じます。そここそ、私が「おいしい」と回帰できる感動があるからです。

どんなものを食べているかを言ってみたまえ。君がどんな人か言い当ててみせよう。

（ブリア・サヴァラン）

18

「薬をきちんと飲めば何を食べてもいい」と言う医者を信じるな。

ぼくは以前、インドとスリランカに、アーユルヴェーダを学びに行きました。

アーユルヴェーダとは、サンスクリット語の「アーユス（生命・寿命）」と「ヴェーダ（科学・知識）」を結びつけた言葉で、世界三大医学の一つとされています。インド・スリランカを発祥とする5000年以上の歴史を持つ世界最古の伝統医療でもあります。

西洋医学は「病気や症状をとり除く」ことを治療の目的としていますが、アーユルヴェーダは、人生も含めて人間そのものを見る医療です。「病気を治す」というより、健康増進や若返りを追求する予防医学で、よりよい人生を送ることを目的としています。

その伝統的な予防医療のなかで非常に重んじられている一つが、食事です。

アーユルヴェーダでは、食事にさまざまな生薬をふんだんに使います。生薬というと難しく感じますが、簡単にいえばハーブやスパイスのことです。

生薬もハーブもスパイスも、もともとは、野山や道端に生えていた雑草の仲間。そこには薬効を持つものが多くあります。

日本でも昔は、家族が発熱したといったら、野山で薬草を摘んできて、煎じて飲ませていました。アーユルヴェーダの思想は、日本人にもなじみの深いものなのです。

もともと日本には、古くから医食同源・食膳のような考え方があります。「膳」とは食事の意味。そのときの体調や季節に合わせて、食材や生薬などをくみあわせて食べる方法です。

こうした医食同源の知恵があれば、西洋医学の薬は本来必要のないものです。日々の食事によって病気を防ぎ、体調を整えていくことができるからです。病気になったとしても、食事を変えることで、免疫力を高め、回復を図っていくこともできます。

しかも、医療のサステナビリティ（持続可能性）が守られます。無駄な投薬を防げるからです。今を生きるわれわれが１日１日どのようなものを食べるかが、１００年後の医療のあり方を決定づける。そう考えれば、食事を粗末にすることなどできません。

ところが現実には、医食同源の知恵を失ってしまった人が実に多い。「食事は、おいしくて、おなかが満たされればそれでいい」と考えている人は、あなたの身近にもいるでしょう。マクロビオティックを提唱した桜沢《さくらざわ》如一《ゆきかず》は、１９３９年の『砂糖の毒と肉食の害』で、砂糖は単に嗜好品なので栄養のためには不要であり、病弱者をつくり結核や虫歯につながるとし、同様に肉食の害も説いています。

医療現場の最前線に立つ医者ですら、医食同源を実践している人は少数です。というより、「医食同源」を「非科学的」と考える人が多いのです。

そもそも医学部には、栄養学の授業がありません。あったとしても、６年間で１コマ程度。医学に関する勉強は膨大なのに、栄養士が受けているような栄養学を医者はいっさい学んでいない。医食同源こそ医学の原点であるのに、その重要性に気づいて自ら学ぶ熱心さがない限り、高校で習った程度の知識しか持ちあわせていないのです。

実際、医者の大半は栄養に興味がありません。大学の授業で「薬の重要性」について刷り込まれていますから、「病気は薬で治る」とさえ思い込んでいます。

食生活を見ていると、それがよくわかります。昼食にはコンビニのおにぎりやカップラーメン、夕食に寿司を食べ、食後には降圧剤や糖尿病の薬を飲む。「ウコンや肝臓の薬を飲んで、万全の準備をしてきたぞ」と宴席に現れる。「医者がそんなことをしていたら、終わりでしょう」と感じるようなことを、平気でしています。

健康をセルフマネジメントするという意識がなく、病気になったら薬で解決できると思っていることを、医者の食生活は如実に表しています。

そうなると、必要のない薬を処方することへのハードルが下がります。食事指導を行う知識と意識もなく、「どんなものを食べたらいいですか」と患者に尋ねられても、「薬をきちんと飲めば、何を食べてもいいですよ」という返答しかできなくなるのです。

たいていの人は、剣によるよりも、飲み過ぎ、食い過ぎによって殺される。

（ウイリアム・オスラー）

19

食後にやってくる疲労感や眠気は食べたもののせい。

日本人は、もともと味覚や嗅覚に優れた民族です。それは、日本の伝統的な食文化である和食にも表れています。

和食の基本は、出汁です。出汁は昆布やかつお節、煮干、干しシイタケなどからとり、うま味が抽出されています。この出汁の微妙で繊細な味を、外国人は理解できない。精進料理や懐石料理など、出汁を重んじる伝統料理を「味がしない」というほどです。

一方、日本人は出汁を「おいしい」と感じます。日本人の舌は、うま味を感じる受容体が発達しているためです。現在のように加工食品などない時代を生きていた戦前の人たちは、舌がさらに繊細で、出汁をなめただけで、昆布の産地を当てられたといいます。

この繊細にしてすばらしい感覚。これをとり戻すことができると、体調が整い、病気をしにくい体質になっていくはずです。そのためには、加工食品など味覚が鈍りやすい食事を避け、和食中心の食生活をすることです。

体によいものを選んで食べる習慣ができてくると、体が食事に敏感に反応するようになっていきます。体が食べたものの善し悪しを教えてくれるようになるのです。ぼくも、外食でお腹いっぱい食べると体調が悪くなり、2~3日、体調の悪さを引きずります。加工食品や肉をとると体が疲れ切ってしまうのもわかります。こうなると、体に悪いものを口から入れるのが嫌になります。

なぜでしょうか。腸が消化に費やすエネルギーは大量です。加工食品に含まれる食品添加物は石油由来のものが多く、本来、人間の腸にとっては不自然なものです。不自然なものを消化するためには、さらに多くのエネルギーが費やされます。

また、肉は日本人の腸には負担の大きい食品です。アジア系の人の腸は細長く、そこに棲む腸内細菌も、植物性の食品を好むものが多いからです。

しかも、加工食品や肉には食物繊維がないので、腸内細菌があまり働きません。腸内細菌が好むエサは食物繊維。それを含まない食品が入ってきても、腸の消化活動を満足に手伝ってくれないのです。

こうなると、腸ではさらに大量のエネルギーを使って消化を進めることになります。そのエネルギーとは、本来必要のないもの。そうしたものに大量のエネルギーが費やされ、体が疲れ切ってしまうのです。

食後に眠くなるのは、糖質を中心とした加工食品により一気に血糖値が上昇し、超高血糖状態になったのち、血糖値が急激に下がり脳の活動が停滞するためです。また、消化吸収で大量のエネルギーが使われているため、活動のためのエネルギーを十分に回せない状態なのです。

つまり、食後に疲労感を覚えたり、眠くなったりするのは、食べているものの負担が大きいためです。ところが、ふだんからそうした食事をしていると、体調が悪いのが当たり前になってしまい、食べたもののせいで疲れていることに気づかなくなります。

多くの人は、1日3食とることを「当たり前」と思い込んでいます。そのために、コンビニやファストフード店で買って食べる人もいます。しかし、将来的に病気になるリスクを上げるようなものを、わざわざ買って食べる必要がどこにあるのでしょうか。それなら、食べないほうがずっといい。

ところが、それらを「おいしい」と好んで食べる人たちが増え続けています。日本のコンビニ文化の影響力はすごい。唐揚げ、おでん、焼き鳥、肉まん、菓子パン、スナック菓子。子どもや若い人たちが好みそうなものがなんでもそろっています。それを日常的に食べることで、加工食品の味を幼いころからたたき込まれます。

子どものころに、加工食品の味を「おいしい」と記憶すると大変です。人工調味料はおいしいと感じさせるようにつくられているため、脳に麻薬と同じような作用をし、大人になってもそこに回帰し、体に毒となるものを好んで食べるようになります。食事をするたびに、病気のリスクを高める悪しきサイクルのなかで生きるしかなくなってしまうのです。

満腹が原因の病気は空腹によって治る。

（ヒポクラテス）

20

肉は「毒」を含む。
それを食べることが、
本当に健康のために
なるのか。

人間の体は、水分、脂質を除くと大部分がたんぱく質からできています。

脳や腸などの臓器も、筋肉も、骨も、皮膚も、髪の毛も、たんぱく質を主成分としています。体を病気から守る免疫細胞も、体の働きを調整するホルモンや酵素も、人の体の設計図である遺伝子も、たんぱく質を材料としています。

このため、たんぱく源となる肉は、栄養学的にいうと「必要」です。

口から摂ったたんぱく質は、腸でアミノ酸という最小の分子に分解され、体内に送り込まれてから、再びたんぱく質に再合成されます。肉には、人体が必要とするアミノ酸が豊富に、バランスよく含まれているからです。

しかし、体の毒になりかねない食品であることも、また事実なのです。

アメリカのドキュメンタリー映画「フード・インク」(ロバート・ケナー監督)を観たことがあるでしょうか。2010年のアカデミー賞の長編ドキュメンタリー部門にノミネートされ、ずいぶん話題になったので、知っている人も多いと思います。

この映画では、食べものの危険な現状をつぶさに伝えています。

1970年代、アメリカでは、牛肉は大手5社が市場の25パーセントを占めていました。現在では、大手4社のシェアがなんと80パーセント。鶏肉も豚肉も同様に、少数の会社が市場のほとんどを独占しています。

これが何を意味するのか、わかるでしょうか。アメリカの食肉業界は、巨大で強い力を持ったわずかな企業に支配されている、ということです。

それによって、肉は、自然豊かな牧場で育まれる食品ではなく、「工場」で生産される食品と化しました。効率化と機械化が進み、そこで働く人も、まるで機械の歯車のように、人権を無視した過酷な環境で働かされています。

工場では、ひな鳥がわずか48日で成鶏に育ちます。1950年代のおよそ3分の2の日数で、そのころの2倍もの大きさに成長します。消費者は、フライドチキンとなる胸の部分を好むので、胸が大きく張った鶏がつくられます。

では、どのようにして急速に成長させているのか。抗生物質や女性ホルモンが大量に投与されているのです。日の射さない暗い鶏舎のなかで、大量の鶏を飼うため、病気を蔓延させないよう抗生物質を与え、短期間で太らせるために女性ホルモンを使うのです。

また、飼料には安価に栽培できるコーンが与えられます。このコーンも、農薬をたくさん撒いて育てられた遺伝子組み換えのコーンです。

そうして短期間で丸々と太らされた鶏は、急激な成長に耐えられず、数歩歩いただけで、足の骨が折れ、倒れてしまいます。

これは、鶏だけの話ではありません。牛も豚も同じです。牛は本来、草を食べる動物です。それでも効率優先の工場では、糖質の多いコーンを飼料として与え続けます。すると何が起こるでしょうか。牛の第一胃にいる大腸菌が突然変異を起こし、病原性大腸菌であるO－157

が発生しやすくなることがわかっています。また、アメリカでは肉牛を効率よく育てるために成長ホルモン剤を使用することが許されています。アメリカでは乳牛にも成長ホルモン剤が使用されているので、日本国内に米国産のチーズ、バター等の乳製品が輸入されて、前立腺がんの発現率が4倍、女性の乳がんの発現率が7倍になるという論文が発表されています。

工場の牛たちは、狭い牛舎で糞尿にまみれて生涯を過ごします。1頭が病原菌に汚染されれば、次々に広がります。それが精肉に混入し、アメリカではO－157感染によって幼い子どもが命を落とし、社会問題にもなりました。これを防ぐため、肉を薬剤で消毒する企業も出てきました。

こうして生産された精肉は、日本にも大量に輸入されています。そうした肉を食べることが、健康のために必要でしょうか。この現実からわれわれは目を背けてはいけないと思います。

体の内側が健康でないと、絶対に美しくはなれないわ。

（ミランダ・カー）

21

「何を食べるか」より「いかに食べないか」。

現代ほど、食べることに追われる時代を、人類は過ごしたことがありません。

1日3食、そしておやつの時間。朝食をとりながら、「お昼は何にする？」と心配し、夕食の買い物をしながら、小腹が空いたときのためとスナック菓子や菓子パンを買いものかごに入れる。一日中、食べることを考えて暮らしています。

いつの時代も、人の最大の関心事は食でした。しかし、心配のあり方が正反対。人類とは、飢えの苦しみのなかで進化してきた生物です。少ない食事で活動できる省エネの体を持っています。それなのに、現在は無数にある選択肢から何を選ぶのかに苦心し、食後に疲労感を覚えるほど大量の食事を毎日胃腸に流し込んでいます。現代の病気である生活習慣病の75パーセント以上は食事に起因するものだというデータもあります。

この飽食の時代、われわれのまわりにあふれる食べものは、カロリーの高いものばかり。ほんの少し食べただけのつもり、飲んだだけのつもりが、カロリー過多を引き起こします。その積み重ねが新たな病気を生み、われわれを苦しめます。

かつて、人類のほとんどは感染症で死んでいきました。ところが今は、食べすぎや質の悪い食事によって慢性疾患になり、長年の闘病の末に死んでいく。がんや脳卒中、心筋梗塞など現代人に多い死因、糖尿病や動脈硬化症、高血圧症、認知症、肥満など死に結びつきやすい慢性疾患は、食事から引き起こされる病なのです。

日本では2021年5月現在、新型コロナウイルス感染症によって1万人以上が死亡しました。これに対し、がんによる死亡数予測は37万9400人（2020年）。はるかに大勢ががんで亡くなっているのに、新型コロナばかりが緊急事態と騒がれ、がん死は特別なことと見られていません。

しかし、長い人類の歴史から見れば、感染症で死ぬのはめずらしいことではなく、食べものに殺されるこの現状こそが、緊急事態です。

それなのに、現代人は「いかに、どんなものを食べるか」ばかり考えている。「いかに食べないか」という思考を働かせるほうが、健康にははるかに重要であるのに、です。

病気のリスクを高めるのは、加工食品やファストフード、レトルト食品、スナック菓子、食品添加物を使ったコンビニやスーパーのお弁当や総菜、たっぷりの肉や炭水化物などです。また、本来ならば健康維持に役立つ魚介類や野菜、全粒穀物なども、満腹になるまで食べれば、病気を生み出す原因になってくるのです。

世界的ベストセラーになっている『ＬＩＦＥＳＰＡＮ　ライフスパン　老いなき世界』（デビット・Ａ・シンクレア、マシュー・Ｄ・ラプラント共著、東洋経済新報社）でも、ハーバード大学医学大学院の教授を務める著者が、「食事制限をすることが健康と長寿のためになるのは疑う余地がない」「厳しい食事制限をすると、生涯にわたる効果が得られる」と、数々の研究結果を交えながら述べています。

「食べない」という選択が、老化と慢性疾患の予防に必要であることは、科学的に証明されていることなのです。

今、われわれは、生活スタイルを根本から覆す段階に来ています。デスクワークがメインという人は、1日1食でも十分。1日に3回もおなかを満たす食生活は、それだけ老化を早め、病気になる原因となります。

せめて、朝食は抜きましょう。夜の7時、8時に夕食をとったら、次の食事まで16時間以上空け、翌昼の1時から2時まで胃腸に固形物を入れない。四六時中、食べものが入ってくるのは、胃腸にとって大変な重労働であり負担なのです。「健康のためには1日30品目バランスよく食べる」「野菜を毎日300グラムとらなければいけない」なんて裕福なことをいっているのは、日本やアメリカなど、飽食の国だけ。人間、そんなに食べないほうが健康に生きられるのです。

盲信するな。自分で考えろ。

（桜沢 如一）

食文化研究家、マクロビオティックの提唱者

22

われわれの過食が100年後の食糧難を生む。

われわれ現代を生きる者たちが、過食をやめなければならない重大な理由は、慢性疾患を防ぐことの他にもあります。

過食は最大の環境破壊です。とくに地球温暖化は、待ったなしの状況です。これを止めるには、温室効果ガスの排出量を減らすことが必須です。

世界の二酸化炭素排出量のおよそ30パーセントは、食糧と農業の分野、それにともなう土地利用の変化にあるとされています。世界自然保護基金は、赤身肉の消費を減らすなど最低限の食生活の改善によって、２０３０年までに温室効果ガスの排出を約30パーセントも削減できるとしています。これは非常に重大なことです。

温暖化がこのまま進めば、地球の平均気温は２・６〜４・８度も上昇すると予測されています。南極などの氷が解け、平均海面水位は最大82センチも上昇。それによって海に沈む国が出てきます。

日本でも国土の何割かは海に沈みます。冬に雪が降らなくなり、今世紀末には東京でも年間約１０３日が真夏日になるともいいます。真夏日とは、最高気温が30度以上となる日のこと。こうなると、熱中症による死亡者数も大幅に増えます。また、新型コロナウイルスよりはるかに毒性の強い病原体が、日本にもくり返し入ってくることになるでしょう。今、日本は新型コロナ感染拡大に大騒ぎをしていますが、マラリアなどの熱帯病で死ぬことが、当たり前の時代が近づいている、ということです。

農作物にも影響が出ます。米の収穫は北海道や東北地方では増えますが、関東より西では育ちにくくなります。リンゴやミカンなど果物の収穫量も激減します。世界的に見れば、暑い地域では農作物がさらに育たなくなり、深刻な食糧難に襲われるでしょう。

今、われわれは過食によって慢性疾患に苦しんでいますが、１００年後は食糧難と感染症と熱中症で死ぬ人が大半を占めるようになる、ということです。

そんな過酷な世界を、われわれは後世に残そうとしているのです。

なぜ、そのことを重大な問題として真剣に考えないのでしょう。

答えは一言。「平和ボケ」のほかに、ぼくには言葉が見つかりません。

スウェーデンの環境活動家グレタ・トゥーンベリさんの活動は、平和ボケした先進諸国に衝撃的な一矢を放ちました。「パリ協定が始まっても、大人は何もしてこなかった。今が最後のチャンスよ」との強力なメッセージは、若い世代の共感を集め、地球温暖化について真剣に考え、議論する人たちも多くなっています。

ただ、日本のほとんどの人は、いまだ対岸の火と眺めているだけ。「自分一人が何かを始めたところで、たかが知れている」と感じているのでしょうか。

しかし、われわれには、地球温暖化問題に貢献するチャンスが、1日に3回もあることを忘れないでください。それが「過食をしない」という決断です。

たとえばスーパーでは食べられる分だけの食材を買い、地元産の旬のものを選び、加工食品は避け、遠方から二酸化炭素を排出しながら運ばれてくるものは選ばない。これらも大事な対策です。

大量生産された肉や乳製品、卵も食べすぎないこと。

前述したように、現在、世界の畜産は工場化が進んでいます。利益と効率を優先する動物の過密飼いによって、環境破壊が続けられています。そんな家畜たちの数は、全世界でおよそ760億頭・羽。世界人口の10倍以上にもなるのです。

そんな工業型畜産と関連農業から排出される温室効果ガスは、全体の14パーセント。地球上のすべての交通手段が出す量と同レベルです。このまま工業型畜産が拡大され続ければ、2050年までにその量は52パーセントを超えると予測されています。

行動せずに後悔するより、行動して後悔するほうが賢明である。

It is better to act and repent than not to act and regret.

（ニッコロ・マキャヴェリ）

23

飽食とは、
未来の
子どもたちからの
搾取だ。

現代は、飽食の時代といわれます。それは、単に食べものがあふれている、という意味だけではありません。未来の人たちの食糧と安心して暮らせる環境を搾取したうえでの飽食、とも言い換えられます。

しかも、搾取をくり返しているのは、日本など先進諸国の一部の人だけ。富を持つほんの一部の人間が、貧困ゆえに食べるものも着るものも薬も満足に得られない、子どもでさえ働かなければいけない人々の暮らしに目も向けず、大量生産大量消費に加担しています。

そのわかりやすい現代の象徴が、アメリカだとぼくは思います。

アメリカは新型コロナ感染による死亡数が60万人（２０２1年8月）を超え、世界最多となっています。ただし、死者はすべての人種に平等に広がっているのかといえば、そうではありません。「白人が風邪を引くとき、黒人は肺炎にかかる」という言葉があるように、黒人の死亡率は白人よりはるかに高く、満足に医療を受けられず、多くの人が亡くなっていきました。

しかし、富裕層は十分すぎるほどの医療を受けて、その多くが回復していきます。

搾取する側と搾取される側。命の差が露わになったあの状況を誰もいいこととは思わないでしょう。大量生産品を大量消費するのも同じことで、やはり他者に対する搾取になるのです。

日本でも、貧困の拡大は社会問題となっています。そのことを自覚し、自らの富を持続可能な社会のためにいかに投資していくべきかと、自らの生き方を問いただささない限り、社会も未来も変わりません。「ステーキや焼き肉をおなかいっぱい食べたい」「生クリームたっぷりのスイーツが好き」と求めるならば、牛肉や牛乳や卵がどのように生産されているのか、まずは知ることです。最少の労力で知りたいならば、前述の「フード・インク」のような食に関する映画を見るのがいちばん手っ取り早いでしょう。

それを知ることは、自分の未来への投資にもなります。工業型畜産によって生産された肉を拒むことは、抗生物質やホルモン剤、そして未知の病原体を拒み、健康を害するものを体内に入れないことにつながるからです。

それによって肉を毎日食べられなくなるでしょう。肉を食べたくなったら、放牧型の牧場で昔ながらに手間暇かけて育てられた肉をほんのたまに、少しだけ食べればいい。それが環境破壊や搾取をくり返す社会に「ＮＯ」をつきつけることにもなります。

世間の常識で社会をぼんやり見ていると、大切なことを見落としてしまいます。

われわれ日本人は、戦後教育で牛乳を飲むことが必要と刷り込まれてきました。子どもの栄養失調が大きな問題になっていた食糧難の時代には、それも必要なことだったかもしれません。しかし今は、どうでしょうか。牛乳を毎日飲むことが、カロリー過多を引き起こす一因にもなります。しかも、牛乳を１日にコップ１杯多く飲むごとに卵巣がんのリスクが13パーセント上昇します。ハムやソーセージなどの加工肉や赤身肉を食べることも、大腸がんのリスクを上げることが確実とされています。

それなのに、子どもには成長のため、大人には骨粗鬆症や健康維持のため、牛乳を飲みなさい、肉も食べましょう、とくり返されます。子ども向けテレビ番組の間には、ファストフードやカップラーメンのコマーシャルが頻繁に流されます。なぜでしょうか。

人間も含めてあらゆる動物にとって、食べることは生きる根幹であり本能です。よって、食はもっとも人の心を支配しやすく、消費者は食品メーカーに誘導されやすいのです。

つまり、ぼくたちは食品メーカーが売りたいものを食べさせられている、ということです。その売りたいものと、健康によいものは違う、これが悲しい現実です。それこそ資本主義の最大の弊害といえるのでしょう。

食は本なり、体は末なり、心はまたその末なり。

（石塚左玄）

「食育」を提唱した明治時代の医師、薬剤師

24

時代に逆行する生き方を恐れるな。

「脱資本主義」という考え方があります。

環境を破壊し、貧富の差を生み、社会を危機にさらしている元凶は、人類が行っている経済活動にある。地球のサステナビリティを守るためには、資本主義から脱しなければいけない。脱資本主義とは、簡単にいえば、そうした考え方です。

では、脱資本主義の先に何があるのでしょうか。

ぼくは、人間古来の生き方があると考えています。

小さなコミュニティのなかで、自分たちが食べるものは自分たちでつくる。肉が食べたいならば動物を自分で育てて自分の手でさばき、野菜は食べられるぶんだけ栽培して、それでも余ってしまったら隣人と物々交換をする。お金を持たず、誰かが富を独占しようとしなければ、争いが起こることもありません。環境破壊も貧富の差もない持続可能な社会が構築されます。

そんな生き方を多くの人は「時代の逆行」というでしょう。それを逆行というならば、逆行にこそ、人として本当に豊かで健康的な暮らしがあるのではないでしょうか。

世界はこれまでずっとグローバル化を進めてきました。それこそが、発展と進歩と考えてきたからです。しかし、国境を越えて経済活動を行うことは、国境を越えて搾取の範囲を広げることにもつながります。

しかも人の往来が広がれば、そのぶん未知の病原体が広がるのはあっという間です。グローバル化の危うさを、新型コロナによってわれわれは嫌というほど思い知りました。

資本主義をつき進めれば、ほんの一握りの人が富を築き、それを「勝ち組」とみんなが憧れたりするけれども、それが本当に人間らしい発展の在り方なのでしょうか。

人は、そんなにたくさんのものを持たずとも、たくさんの食料を食べなくとも生きていけます。日本人はもともと最小限のもので心豊かに生きてきた民族です。自然を崇拝し、自然に逆らうことをせず、自給自足、地産地消で暮らしを成り立たせてきました。無駄なものをそぎ落として生きる禅の精神を受け継いだ、最高のエコ文化を築き、なにもないところから、必要なものを工夫して生み出すことに優れた民族だったのです。

発酵食品もその一つです。その土地その土地には、土着の細菌がつくる独自の発酵文化がある。発酵食品には、腸内細菌を活発にすることで免疫力を高める作用があります。これを毎日食べて、薬などなくても丈夫に生きる礎としてきたのです。

しかも、発酵させることで、長期保存が可能になります。こうした無駄を出さない日本古来の暮らし方を世界に発信していくことこそ、われわれ日本人にとっての国際社会に対する義務ではないでしょうか。

ところが、当の日本人が自分たちの食文化の偉大さを忘れ、大量生産大量消費に走っている。なぜか。便利だからです。しかし、便利であることと、精神的に豊かであることは、必ずしも重なりません。

先日、ある若者と話していて、彼が「僕のアパートは、コンビニが近くにないので不便なんです」と言いました。いちばん近くのコンビニまで徒歩10分かかるといいます。十分に近いだろうとぼくは思いましたが、彼は「徒歩1分圏内を望む」と言いました。

別の女性は100円ショップに通い、便利グッズを探すのが好きだと言います。「本当に使っているの？」と尋ねると、「買うだけで満足してしまい、便利グッズが山のようにたまってしまっている」と話しました。

コンビニも100円ショップも確かに便利です。しかし安易に買い、捨てるものを増やすことこそ環境破壊であり、自分の暮らしを豊かにする精神を放棄した姿に感じられたのです。

川は知ってる。急がなくてもいい、ボクたちはいつかそこに着けるから。

Rivers know this. There is no hurry. We shall get there some day.

（くまのプーさん作者 アラン・アレクサンダー・ミルン）

25

スーパーがなくなったらあなたは生き残れますか?

目の前に当たり前のようにあるものが、明日もあるとは限らない。

現代人の食生活は、あふれんばかりに食品を扱うスーパーに守られています。しかし突然、スーパーから食べものが消えたらどうなるか、想像したことがありますか。

現に、大きな地震や大雪によって流通がストップし、スーパーやコンビニ、ドラッグストアの棚から食べものがなくなる経験を、われわれは何度もしてきました。

今後も、東日本大震災の大規模な余震が10年は発生するとみられていますし、南海トラフ巨大地震はいつ来るかわからない状況です。流通が完全にマヒする日は明日かもしれない。そうなったとき、生き抜く自信を持つ人がどれだけいるでしょうか。

緊急事態時に役立つのは、自分のなかにある知恵と忍耐力です。何もないところから何かを生み出せる人、そして自然界のものを食べることができる人は、どんな過酷な状況でも生きていけます。

前述したように、アーユルヴェーダでは道端に生えるような雑草も生薬として扱い、食事に加えます。事実、雑草には薬効こそあれ、毒を持つものは多くはありません。ただ、あくが強くておいしくはないでしょう。それならば、あく抜きをすればいい。昔は、山菜をとってきたら、重曹であく抜きをしました。その知恵さえあれば、雑草も食べることができます。ところが今は、重曹さえない家が多いと思います。

また、世界では「昆虫イート」が始まっています。

今、世界人口は爆発的に増えています。私が生まれたころには約55億人だった世界人口が、現在は78億人。２０５０年には１００億人になると予測されています。そうしたなか、食糧不足の一つの解決策として、昆虫食が注目されています。

虫を食べるというと、抵抗感を持つ人も多いかもしれません。しかし日本でも、昔は貴重なたんぱく源として食されてきました。今も、蜂の子やイナゴ、コオロギを食べる文化を継承している地域があります。また、アフリカやラテンアメリカ、アジアにも、昆虫を食べる食文化を持つ国は多くあります。

昆虫の生産は、工業型畜産と比べ、温室効果ガスの発生量も飼料も極めて少ないうえ、繁殖力が強く、成長も速いので、出荷までの日数がかかりません。抗生物質やホルモン剤を使う必要もありません。さらに、人間に伝染する動物の病気を防ぐこともできます。栄養価もすばらしく、高たんぱく低脂肪で、ビタミンも豊富です。

昆虫は、サステナブル社会を目指すうえで、このうえなく優れた食材なのです。

日本でも、昆虫食ベンチャーがいくつか誕生しています。コオロギの粉末入りのせんべいを発売しているメーカーもあります。コオロギで出汁をとり、コオロギ醤油をタレに使い、麺にもコオロギの粉末を練り込んだコオロギラーメンも話題になりました。そうやって少しずつ、日本の食卓に昆虫食が導入されていったらよいと思います。

イナゴならば、田んぼが近くにあれば、たくさん捕まえてきて、佃煮をつくれます。１回つくれば、1年間は冷蔵庫で保存できるでしょう。

私も先日、クリニックのスタッフたちと昆虫を出してくれる中華料理店で食事をしてきました。タランチュラは、毛があって口のなかがパサつきますが、苦みのある草のような味がします。サソリはカニの殻の味がして美味です。その日はムカデがなかったのですが、蜂の子やカエルも食べることができました。

このお店は、虫を姿のまま串刺しで出してくれますが、別にそのまま食べなくてもいい。粉末状になっているものもあります。そうしたものを、大量生産された肉の代わりに買って食べる。それだけでも、自分と世界の未来のための選択になるのです。

常に五感を磨いて、五感を十分使い切っていく。そうすると真心を込めるピントが見えてきます。

（辰巳芳子）

26

「エノキ酢キャベツ」が
あれば
肉も薬もいらない。

小学校から高校の授業で、いちばん大切なものは家庭科ではないかと思うのです。受験科目ではないため軽視されがちですが、食事をつくる力、食べる力、そして健全に生きていく力を育てるのが家庭科です。「包丁は危ないから使わせない」という家庭が増えています。そうした子は、つくってくれる人がいなければ、生涯、コンビニ弁当や外食続きの食生活になってしまう可能性が高くなります。

しかし、健康のためには自炊がいちばん。食材選び、メニュー選びから体調に合わせて工夫できるからです。

最近では、「インスタ映え」が料理の重要な要素になっています。SNSに自分が食べる料理を掲載し、「いいね」をもらう。でも、インスタ映えする料理は、「毒」になりがち。肉や油や炭水化物を多量に使った料理は、体を害するだけなのです。

高級レストランなどでの食事をSNSに掲載する人もいます。あんなに恥ずかしいことがあるでしょうか。日本の子どもの6人に1人が貧困という現状があるにもかかわらず、「おいしかった!」とキラキラな写真を公開する。自らの自己実現欲求しか見えていない事実を、公然とひけらかしているようにしか思えません。

その一方で、最近は女性誌などで腸によい料理が特集されています。これは、非常によい傾向だと感じています。

ぼくも腸の健康によい、腸が喜んでくれる料理を自分でつくります。とくに「酢キャベツ」

は一度に大量につくって、毎日食べています。キャベツと酢の組みあわせは、腸内環境を整えるうえで最高のコンビ。毎日とっていると免疫力が上がり、体調が崩れにくくなるでしょう。

その酢キャベツには、エノキダケを入れ、食物繊維の摂取量を増やします。日本のスーパーで売られているキノコは、工場で徹底した管理のもとでつくられます。キノコは一種のカビです。その菌の力は非常に強く、雑菌が入り込む心配がありません。農薬なども使われませんですから、洗わずに短時間火を通せば食べられます。

いろいろなキノコを入れてアレンジしてみましたが、エノキダケのシャキシャキとした食感がよく、もっとも美味でした。根元の部分を切り落としたら、半分の長さに切って、30〜40秒茹でて、粗熱をとってキャベツと一緒に酢に漬けるだけ。この「エノキ酢キャベツ」を私は自宅とクリニックの冷蔵庫にストックしています。

このエノキ酢キャベツを、昼すぎに約200グラム、小皿に山盛りにして食べます。昼食はこれにナッツを数粒口にします。夜は、エノキ酢キャベツを食べてから、自炊したものを食べます。酢キャベツでおなかがだいぶ満足しているので、量はさほどいりません。酢キャベツを食べてから、他のものを食べる食習慣が身についてくると、食事の量が減り、太らなくなりますし、お金もかからず、食材の無駄もなくなります。

エノキ酢キャベツに飽きたときには、キムチを加えたり、昆布を入れたりしてアレンジします。また、酢の代わりに、ワインビネガーとレモンを使って洋風にしたり、エノキダケの代わりに玉ねぎやパプリカを入れたりすることもあります。

　こうしたぼくの食生活は、従来の栄養学的に解説すると「たんぱく質不足」ということになるでしょう。肉や卵、牛乳をほとんどとらないからです。納豆や豆腐、味噌はほぼ毎日食べますが、「それだけでは、必須アミノ酸が不足する」というのが現代の栄養学です。

　しかし人間は、肉や卵、牛乳からたんぱく質を摂取しなくても、十分に健康を維持できる体を生まれながらに持っています。ブロッコリーやアスパラガス、芽キャベツなどの野菜や、ナッツ類などの木の実にも、たんぱく質が含まれます。食物繊維をきちんと摂って腸内細菌のバランスを整えておけば、アミノ酸への分解力が高まり、吸収率が上がります。何より、人間の体はたんぱく質を自分の体内で合成する能力を持っています。ですから、肉や卵や牛乳を、「たんぱく質摂取のため」とあえて食べる必要はないのです。


汝の食事を薬とし汝の薬は食事とせよ。

（ヒポクラテス）

エノキ酢キャベツのつくり方

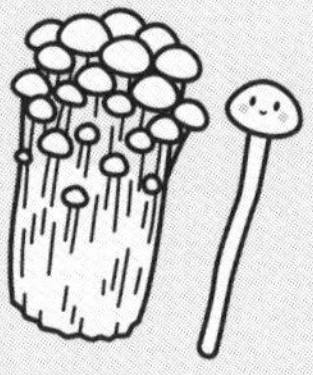

【材料・準備するもの】

- ●キャベツ大玉 …… ½個
- ●エノキダケ …… お好みの量
- ●酢 …… 200㎖
- ●塩 …… 小さじ２杯
- ●粒マスタード（お好みで）…… 小さじ２杯
- ●ジッパーつき保存袋 …… １枚

【つくり方】

①キャベツを洗い、千切りにする。

②エノキダケの根本を切り落とし、½に切る。下の部分をほぐす。沸騰したお湯に30〜40秒さらし、ザルにあげて粗熱をとる。

③キャベツとエノキダケを保存袋に入れ、塩を加え、しんなりするまで軽くもむ。
酢を注ぐ。お酢の種類は、米酢・リンゴ酢・穀物酢など何でもOK。

④お好みで粒マスタードを入れるとおいしい。

⑤空気を抜いて袋のジッパーを閉じて、軽くもむ。

⑥半日ほど漬け込んだら食べごろに。すぐに食べればサラダ感覚で楽しめる。
冷蔵庫で２週間は保存可能。

第3章
生きる価値をどこに求めますか？

27

高級時計や車を持っている人がすごい、わけではない。

自分の生きる価値はどこにあるのか。

私は、たえずそのことを自らに問うています。

新型コロナ感染拡大によって、多くの人が命を失いました。そのなかには、有名人もいました。有名人の死は大きな悲しみとショックをもって連日報道されました。しかし一方では、コロナ感染によって差別の対象とされてしまった人も多くいました。

この違いとはいったいなんなのか、誰もが一度は考えたのではないでしょうか。

資本主義社会では、「何を持っていて、どんな仕事をしていて、どれだけ有名で、どれほどの富を有しているのか」ということが、その人の価値として見られがちです。

先日、ある経営者の人と話をしたとき、「このロレックス、500万円もしたよ」と豪華な腕時計を見せてくれました。たしかに、ロレックスはすばらしい技術が結集した価値ある時計です。しかし、時計に価値があるのであり、ロレックスをしているからといって、それがそのままその人の価値を示すものではありません。けれども、資本主義社会では、そんな勘違いをする人が多くいます。

今、私は自分の目指す医療のために開業をしているので、死と向きあう機会が少なくなっていますが、病院に勤めていたときには連日、死と向きあっていました。

誰もが特別な言葉を残して、この世を去るわけではない。家族に囲まれて死ぬ人がいれば、一人で死んでいく人もいる。でも、幸せそうな顔をして死んでいく人を見るとき、それだけで

「人生をまっとうされたのだな」という尊さを感じます。

人の生きる価値とは、誰かに決められるものでも、持っているもので変わるものでもないのです。

日本は核家族化が進み、人は死と向きあう機会が極めて少なくなっています。

こんな話を聞きました。

おじいちゃん、おばあちゃんができる最大の教育は、「孫に死を見せることだ」と。

ぼくもそう思います。昔は、3世代、4世代で暮らすこともあったので、子は何度か身近な人の死に立ち会いながら大人になりました。家族の死んでいく様を見ることで、死をリアルなものとして実感できるようになるし、そこから生きる覚悟も生まれます。

自分はどのように死に、だからどのように生きたいのか。自分もいつか死ぬのだという覚悟なくして、人生をまっとうする覚悟を持つこともまた、難しいのです。

その覚悟を持たせるために、先に生きた者があとを生きる者に、死にゆく生々しい姿を見せる。これほど大切な教育があるでしょうか。その教育を行えれば、それだけでまた、その人の生きた価値は高まるのだと思います。

ところが現在では、祖父母と孫は、棺桶に入ってから、ご対面ということが多くなっています。死ねばすぐにきれいにメイクを施され、血色のよい表情がつくられます。それは本当のナチュラルな死の姿ではありません。

実際には、人が死ぬとその瞬間から表情は崩れ、1日たてば、頬骨が浮き上がってくるほどに、頬も目もくぼみます。人は死ぬと誰もが、幽霊のようにくぼんだ恐ろしい顔になる。そのリアルな姿を見せることも、子どもに自ら生きる価値を考えさせ、健康に生きることの重要性を知らしめるために大切なことだと、私は思うのです。

ところが日本はナチュラルな死を「残酷」だとして隠します。真実を隠されては、自分がどのような存在か、子は知らないまま大人になります。それは重大なことを欠落させたまま成長させることです。そうした人が増えているから、人生の軸を自分ではなく他者に置くような、自分の価値観を見失わせやすい社会に今、なっていると思うのです。

墓場で一番の金持ちになることは私には重要ではない。夜眠るとき、我々は素晴らしいことをしたと言えること、それが重要だ。

（スティーブ・ジョブズ）

28

鶏を自分でさばく
自信のない者に
肉を食べる
資格はない。

死と生は隣りあわせです。そして、死と食も隣りあわせです。つまり人とは、生きていることそのものが残酷な存在なのです。

私たちの食は、何ものかの死によって成り立っています。つまり人とは、生きていることそのものが残酷な存在なのです。

ところが、現代社会は人間の残酷性を包み隠してしまいます。

スーパーでは、きれいに加工された肉が並びます。しかし、家畜も生き物です。しめてくれる人がいるから、自分の手を汚さずに肉を食べられる。しかしそのことが、自分は他者の命を喰らって生きる残酷な生物だということを、忘れさせてしまっているのです。

私は、命をいただくものの目を見てあげることが、命を喰らって生きるものの役目だと思っています。魚を食べるなら、魚の目を見ながらさばく。鶏肉を食べるなら生きた鶏を買ってきて、その目を見て自分たちの手でさばく。それを「怖い」「かわいそう」「気持ちが悪い」という者に、食べる資格があるでしょうか。

せめて子どものころに一度は、自分の手で鶏をしめ、肉に加工することを、教育の一環として行うべきです。それによって、生と死の生きた教育を行うことができます。食の重要性と命のありがたみも体感できます。

また、「肉が大好き」といって、体を壊すほど大量の肉を無駄に食べることの罪深さも思い知るでしょう。

同時に、環境破壊や食糧難にストップをかけることもできます。

日本では「おいしいものを食べに行こうよ」というと、その選択肢に肉が必ず入ってきます。しかし、「工業型畜産の肉を食べるのをやめよう」というのが、世界的な潮流です。工業型畜産の先駆けであるアメリカでさえ、その傾向は顕著なものになっています。

とくに牛肉は、1キログラムを生産するために、飼料として11キログラムもの穀物が費やされます。そんな牛肉を日常的に食べられる日本人は、世界でも有数の富裕層です。

一方、世界には飢餓で苦しむ人たちが今も大勢います。国連世界食糧計画（WFP）は、「すべての人が食べるのに十分な食料が生産されている一方で、6億9000万人がいまだに毎晩空腹を抱えたまま眠りについています。2019年には55カ国1億3500万人が急性食料不良に直面しました。さらに、3人に1人が何らかの栄養不良に苦しんでいるのが現状です」と、ホームページで語りかけています。

世界に飢えている人が大勢いるというのに、なぜ自分は、おなかがパンパンに膨れるまで食べることができているのか。こんなにおかしなことを続けていてよいのか。われわれは、そのことをもっと真剣に考える必要があるのでしょう。

コンビニに行って「このカルビ弁当がうまいんだよ」と買ってくる。「今日は、お金がないから牛丼でいいか」と胃に流し込む。「うちがお金持ちになったら、A5ランクの和牛を食べような」と子どもに言う。食べるものの生命を感じることもせず、自分の生きる価値をどこに見出せるというのでしょうか。

そもそもコンビニに並べられた、きれいにパッケージされたものに、生命を感じますか。生命をいただくから「ありがたい」と食に感謝の念がわくのです。生命を感じさせないものを食べていたら、「おなかいっぱい、もういらない」と捨てるのも簡単です。

命の価値も、命の重さも、本来、人によって違いはありません。それは、どのような環境に生まれたとしても同じこと。でも現実には、命の重みは違ってきてしまう。世界にまんべんなく食料が分配されれば、飢えが原因で死ぬ人はいなくなるのです。貧しい人の命が軽んじられてしまう世界は、もう終わりにしなければいけない。世界に目を向けてそう気づくことも、自らの人間的な価値を高めるうえで欠かせないことだと、私は思います。

結局、人は狙ったものしか射止めることができない。

（ヘンリー・デイヴィッド・ソロー）

29

他人の「かわいい」「きれい」に自分を合わせるな。

日本人はわずかこの30年間で、バブル崩壊（1991〜1993年）、リーマンショック（2008年）、そして今回の新型コロナ拡大（2020年〜）と、3回も景気が急減速する出来事に直面してきました。それでも、いまだに物質的な豊かさを追い求めています。

どれだけ高価なものを持ち、高い車に乗り、不動産価値のあるマンションを持っているのか。日本人の多くが、有形資産を重要視しています。

そんな価値観は、見た目にも表れます。物質に価値があると思い込んでいる人は、着る服や身に着けるものの数をどんどん膨らませていきます。収納からあふれ出すほど、ものをたくさん所有します。

その一方で、見た目の均一化が進んでいることが、美容外科医である私には、とても気にかかります。

今、日本の女性たちの「かわいい」といわれる顔は、だいたい同じです。アイドルのガールズグループもメンバーの顔はとても似ていて、見分けるのが大変です。SNSなどで、かわいいともてはやされる子の顔も同じ。同じようにメイクをし、同じに見えるように写真や動画を加工しています。

そうしたなか、現実の自分を、SNS上で「かわいい」といわれる顔に合わせ、ギャップを埋めるように美容整形をすることが、10代20代に広がっています。みんなが「かわいい」「きれい」というから、「自分もそうなりたい」と思うのです。

なぜ、みんなの「かわいい」に自分を合わせようとするのか。「自分はかわいくないから、差別される」「きれいでないとモテない」という強いコンプレックスがあるからです。

現実問題として、外見で差別されることはあります。

とくに日本は、いまだに女性蔑視の強い国です。コロナ禍のもと、経済が衰退するなか、夜の業界では外見のきれいな子しか生き残れなくなっている、ということが実際に起こっています。そうなると、貧困化が進みます。コンプレックスを持っている女性たちは、どんどん整形をしていく。そうすることでしか、自分の価値を高められないと思ってしまっているのでしょう。

一方で、今の美容整形の世界は、「目をぱっちり大きくしたらきれい」「鼻を小さくしたらかわいい」など、患者の要望だけを聞き、流行にあわせて手術をする治療があふれています。大手クリニックの宣伝効果によって美容整形に対する敷居も下がっています。しかし、他人の「かわいい」に自分をあわせようとしている限り、どんなに顔を修正しても、満足する日はやってきません。次々に気になる部分が出てくるだけです。

なぜでしょうか。コンプレックスは「見た目」にあるわけではないからです。コンプレックスとは、人の「心」にあるものです。自分には価値がないという思い込みが、見た目の気に入らない部分をコンプレックスと感じさせているだけなのです。

それならば、その気になる部分を医療の力を借りて治したらいい。美容外科とは、差別から人を救うための医療でもあります。「顔にメスを入れてはダメ」という時代でもありません。本来、美容整形とは「よりよく生きるためのポジティブな医療」です。

そのうえで、自分にしかないオンリーワンの素敵さを、自分自身の価値として認められるようにすること。そこが美容整形の最終ゴールです。患者が自分を「素敵」と愛するところまで導くのが、真の美容外科医だと、ぼくは考えています。

お金も車も不動産も豪華な装飾品もその人の価値とはまったく無関係。また、他人がいう「かわいい」「きれい」は虚構の偶像に過ぎず、誰かがつくったもの。そうしたものに価値を置く考えを捨てたとき、自分自身の本当の素敵さが見えてくるのです。

みずからを憎しみ、みずからを蔑視するのは人間のみであり、他の生物には見られない独特の一種の病気である。

（ミシェル・ド・モンテーニュ）

30

日本の歴史の「真実」を語れる日本人であれ。

私は、小学3年から6年までをオランダで過ごしました。クラスメートにはオランダ人やドイツ人などヨーロッパ人のほかに、中国人やインド人などさまざまな人種の子がいました。

そうしたなかで行われた歴史の授業が、非常におもしろかったことを覚えています。小学3年生のとき、先生が日本人のぼくに「今の天皇は何代目?」と質問しました。私は答えられない。すると「天皇とはなんだ?」と問われ、「天皇制についてどう考える?」と続き、ここから日本の歴史や文化をみなで考える授業が展開されていきました。

今、「天皇とは何か」と自分の考えを述べられる人が、大人も子どもも含めて、日本にどれだけいるでしょうか。

戦前は「天皇は神だ」と教育され、戦後は天皇制について教えなくなりました。教科書には「日本の象徴」と記載されているだけです。天皇制について深く考えずして日本の歴史を理解できませんし、日本の歴史はわれわれのアイデンティティを確立させるものです。ここを真っ向から議論せず、子どもにどんな教育ができるのでしょうか。

先進諸国では、自国の歴史をきちんと教えます。ブラックボックスはつくらない。ドイツでさえ、第二次世界大戦時のユダヤ人に対する大量虐殺の歴史を、多くの時間を費やして教え、話し合わせます。アウシュヴィッツ強制収容所に子どもたちを連れていき、「われわれドイツ人がどれほどの人を殺したのか見てみなさい。この事実を後世に伝え続けなさい」と学ばせるのです。こうした授業を私もオランダで受けました。

しかし日本では、大戦時にアジアの人々を虐殺した歴史をまるで教えない。一方で、原爆や空襲によって自国の民間人が虐殺された歴史も教えない。教えるというのは、ただ教科書に書かれた文字を読み上げることではない。子どもたちに考えさせ、体感させることです。

それなのに、太平洋戦争も天皇制もブラックボックスにしてしまい、学校では触れないし、積極的に学ばせようともしない。残酷な歴史こそ、隠してはいけないのです。

日本の歴史を教えなければ、日本人としてのアイデンティティを確立できず、子どもは日本人であるという自分の価値を見失ったまま大人になってしまいます。それは、生まれ育った国を自分の言葉で語れない人間をつくることです。

教育に必要なのは、知識以上に思考力です。私はそう思います。しかし、日本の教育は「覚えろ」というばかりで「考えろ」といわない。その象徴こそが大学受験です。

センター試験から共通テストにかわり、思考力、読解力がより試されるようになったといいます。でも、結局のところはマークシート式で、記述解答はありません。記述式をとり入れようとしたけれども、公正な採点を行うシステムを築けなかったからです。ここが変わらない限り、日本の教育が根本から変わることはないでしょう。

思考力を育み、自分の言葉で考えていることを伝える力は、自分の生きる価値を問い続けるうえで必要な能力です。ただし、思考力が偏ってしまってもいけない。私は、小学校の授業でディベートをもっと活用するとよいと思います。

ディベートとは「討論」との意味ですが、学校教育では一つのテーマについて、肯定派と否定派にわかれて討論します。正反対の意見を出しあい、自分の考えと違う点を見つけ、相手の意見を認めていく。自分を認めてこそ他者も認められるし、その逆もまたしかり。この力は1回2回で身につく力ではありません。内容も重要です。道徳など授業数の少ない特別科目ではなく、社会の授業でくり返しやったらいい。「天皇についてどう考えるか」など、日本人としてのアイデンティティの構築に役立つディベートを、時間をかけて行えば、自分自身の価値に自信を持った人間性が育まれるでしょう。

日本を今一度　せんたくいたし申候。

（坂本龍馬）

31

医療とは、芸術だ！

「いま、この世界で必要なこととは、芸術・政治・経済の三権分立である」

祖母のいとこである岡本太郎の著書『自分の中に毒を持て〈新装版〉』（青春文庫）に記された一節です。この文章を読んだとき、私のなかに電撃が走りました。

政治と経済は、人間の生活にとって欠かせないシステムである。しかし、これらのシステムは政治家、経済人によって勝手にコントロールされ、われわれにとってひどくよそよそしいものになっている。それは「芸術」つまり「人間」が抜け落ちてしまっているからだろう。そう岡本太郎は語っています。

芸術とは「素っ裸で、豊かに、無条件に生きること」であり、芸術家とは「失った人間の原点をとりもどし、強烈に、ふくらんで生きている人間」と語っています。つまり、芸術とは、人間そのもののこと。絵画や音楽や文学が芸術なのではなく、ただひたすらに人間的に生きることこそが芸術なのだ、と。

そうやって考えれば、われわれの生活のすべてが芸術なのだとわかります。

たとえば食も芸術。とくに日本料理は、季節を五感で感じる、地産地消の芸術です。その土地で、その季節に採れたものを、味だけでなく、香りや見た目、音、食感で楽しむ文化です。他者の命をいただいて成り立つ食は残酷な一面を持つけれども、その残酷性も含めて命の恵みに感謝し、心して食べるとき、われわれは日々の営みを芸術に昇華できるということです。3つ星の日本料理店が出す食事は商売だけれども、人が自分や家族の命を育むためにつくる食事こそが芸術。これほど価値ある行為があるでしょうか。

想像力と創造力。イマジネーションとクリエイティビティ。両方の感性を持って生きることが芸術であり、人は誰もが自分しだいで芸術家になりえるということです。

芸術には、答えが決まっていません。花の絵を描けば、１００人１００通りの花の絵ができる。そこに技巧の差はあっても、優劣はない。自分なりの想像力で花を描いていくということが芸術なのでしょう。

私は、医療も芸術と考えています。本来、医療とは人そのものを診ることです。「外面（美容）」「内面（体内環境）」「精神面（心の安定）」というその人のすべてを見て、病気が起こらないよう、弱点となっている部分から施術をしていくことこそが、医療だと思うからです。

美容外科医のなかには、自分が手術した人の顔を「自分の作品」などとおかしなことを言う人がいますが、そんな傲慢なことはない。外面の悩みとは、心から来ているのですから、外面を治療しているようで、実は心を治療しているのが、美容外科医の本来の仕事です。また、やがては医療の力を借りなくても、自分の人生に価値を見出し、豊かに生きていけるようにするのが、医者の本来の仕事であるはずです。

ところが、美容クリニックのなかには、精神科の通院歴や精神薬の服用歴があるとわかると、受付で断るところがある。心が病むほど自分に対する価値観が低い人は、自分の外面に極度にこだわるケースがあり、こうなるともとの顔がわからないほどに整形をくり返してしまうからです。これを醜形恐怖症といいます。

根本は心の病です。心の問題と向きあわない限り、顔を変えたいという願望は消えません。そこに気づかせることも、本当ならば、美容外科医の芸術性なのでしょう。

いい医者は、人そのものを見る力に優れています。患者の顔つやや表情、髪、においまで観察する。体調は、その人の雰囲気にも表れます。医者ほど、想像力とコミュニケーション力が重要な仕事はないのです。治療が必要になったとき、そんな医者を自ら探すことも、人生を芸術に昇華させるうえで必要です。


全生命が瞬間に開ききること。

それが爆発だ。

（岡本太郎）

32

AI時代を恐れるな。日本人の感性が花開く時代になる。

日本の文化とは、世界に類のない、素晴らしい人間力の結集です。

万葉集は、あの時代に名もなき一般人までが和歌を詠んでいたことを示す、とんでもない芸術の塊ですし、源氏物語は、世界最古の小説です。歌舞伎や能、狂言という独自に発展した伝統芸能もあります。こうした文化が今も残されているのは、日本人が自らの文化を愛し、誇りとし、伝え続けてきたからです。

現在、急速に進むＩＴ（情報技術）化という局面で、日本は中国や韓国に後れをとっています。日本がどのようにその存在価値を発信していくのか。ぼくは、文化の力こそが重要だと思います。芸術に国境はありません。人種も言語も関係ない。よいものは一瞬で伝わります。国境を越えて互いにリスペクトしあえるのが、芸術のすばらしいところです。

日本には、世界に誇れる文化がある。日本文化の発信こそが、国際社会で日本が生き残るための重要かつ意義のある方法だと思うのです。

その文化を支えてきたものこそ言葉であり、日本語です。今一度、日本語の素晴らしさ、その独自性と可能性に目を向けてもらいたいと考えています。われわれは、ひらがな、カタカナ、漢字という3種の文字を使いこなします。そんな複雑な言語を操れるだけでも、一人一人がすばらしい価値の持ち主であると自信を持つべきです。

しかも日本人は、感性の豊かな民族でもあります。自然を感じ、四季を感じ、それを和歌や文学、そして絵画や染織物、陶芸などで表現し、愛でてきた感性。たとえば青という色には、

「紺碧」「薄浅葱」「瑠璃色」など67色もの伝統色があります。

そうした伝統色は色の違いが微妙で、コンピューターにはなかなか落とし込めないといいます。それを日本人は異なる色として認識し、使い分け、美しい名称を与えてきたのです。

これは自然を崇拝し、自然とともに暮らしてきた民族だからこそ備わった感性で、大陸では生まれてこないものでした。

この繊細な感性は、現代を生きるわれわれの心にも残されています。

たとえば、相手の心の動きを察知する能力のすばらしさ。日本人は、ちょっとしたしぐさや持っている雰囲気で、相手の心を感じとります。ソワソワしている人を見かけたら、「どうしました？」と声をかけ、イライラしている人には「何かあった？」と尋ねる。これは日本人ならではの感性で、欧米人にはないものです。

人間のあいまいな感情は、ＡＩ（人工知能）がどんなに発達しても、コンピューターには判別できません。人間が発する情報は、話し方や顔色、空気感など複雑だからです。ところが、日本人はそれを一瞬にして感じとれる。われわれのこの芸術的感性は、自信を持って継承していくものですし、ＡＩ時代のすばらしい武器ともなるでしょう。

日本人の感性とＡＩ。この2つを組み合わせていけば、新しい文化、新しい産業を次々に生み出していくこともできます。ぼくがやってみたいと思うのは、「メディカルスーパー」。ＡＩと人間力をコラボレーションさせたスーパーマーケットです。

お客さんの同意のもとに、血圧や血糖値、病気の有無、体重、年齢などの情報をデータベース化し、体調の改善のために何をどのように食べるとよいか、AIに算出させる。しかし、AIに「これを食べなさい」といわれても、素直に従う人はいないでしょう。人間とは逆らいたい生きものだからです。

ここで、人間力の出番です。「あなたはこの食材とこれを組み合わせて料理したら、体調が驚くほどよくなるわよ」「お子さんが風邪を引いた？　これを食べさせたら免疫力が上がるから安心しなさい」と少しおせっかいで、お母さんのような雰囲気のおばちゃんに言われたら、絶対に買いたくなるでしょう。これこそ人間がAIを使いこなし、世界をよくしていく方法。こんな芸術的スーパーが近所にあったら通いたいと思いませんか。

人生はつくるものだ。必然の姿などというものはない。

（坂口安吾）

33

人間力が高ければＩＴの能力など持ってなくていい。

ＩＴの発達が目覚ましい時代だからといって、その知識がなければ生き残っていけない、というわけではありません。別にＩＴの知識などなくてもよいのです。われわれがそれを使いこなしていけばよいからです。

前項のメディカルスーパーのおばちゃんも、ＩＴを使いこなす方法の一例です。ＩＴ技術のある人と、人間力のある人をカップリングしていくことで、新しい産業が生まれる。新たな産業の創造は、日本人が得意とする分野でもあるでしょう。

しかし方法を間違えると、人間はＡＩの奴隷に成り下がるしかなくなります。

ロボットが算出したものを、入力するだけの人、ミスを探すだけの人。スーパーではレジにロボットが立ち、人は棚出しだけをする。頭脳はロボットで、人間は体を使う。こうなってしまうと、人は自分に価値を感じにくくなり、社会全体の幸福度も落ちます。うれしいのは、人件費を削減できる経営者だけ。そこには、人を幸せにしたり、喜ばせたりする芸術性のかけらもありません。

あるスーパーでは、一人の女性のレジにばかり人がいつも並ぶ、という話を聞いたことがあります。彼女とかわす一言二言の会話がうれしいからだそうです。ＩＴ化が進むほど、人と人とのコミュニケーションは薄れがちになります。でも、人はいつだって誰かと心の交流を持ちたいと思っている。機械化が進むほど、人間力の高さは貴重となっていくでしょう。

そのことを、ぼくたちもふだんから感じているはずです。たとえば、何度か行ったお店の人に、名前を覚えてもらえていたら、うれしいものです。でも、ロボットに名前を呼ばれたって、ちっともうれしくない。おもてなしの部分は、ロボットがやると価値が下がる。人間とは、どこまでいってもその部分を人間にゆだねたいものだからです。

だからこそ、人間力を育てる教育が、これからはさらに重要になります。

そうだというのに今、学校の現場では、生徒一人一人にパソコンやタブレットを渡し、学習にとり入れていっています。課題をインターネットで調べたり、自分のペースで勉強を進めたり、みんなの考えをネット上で共有して、意見をまとめられるようになるなどのメリットがあるといいますが、画面越しに何かを調べ、意見をまとめたところで、人間力を高めることができるでしょうか。

人間力とは、一言でいえば、コミュニケーション能力。相手の表情を見て気持ちをくみとりながら、自分の意見もきちんと伝えていく力です。それを欠いたPC学習は、ぼくにはITの奴隷、もっといえばITに飼いならされた家畜を育てようとしているとしか思えません。政治家にとっては、そのほうが統制しやすく都合がよいでしょう。が、国力は確実に低下します。

今、SNSでコミュニケーションをとる人が多くなっています。SNSでは、短文が基本。感情も言葉でなく、顔文字で表現されます。

本来、日本語には感情を表す言葉が、一説によれば1000語もあるといわれます。それほど日本語とは、豊かな表現力を有する言語なのです。

ところが、SNS上ではわずかな言葉で感情を表現する。若者が新しい言葉を生み出す文化は非常におもしろいですが、うれしい、かなしい、うざい、だるい、うまいなどの単語だけで気持ちを表してしまう。同世代の友人との間だけでコミュニケーションをとっている間はまだよいでしょう。しかし、社会に出たとき、「好き・好きじゃない」の2択で物事を考える癖がついていたらどうなるか。ITにこき使われない人間を育てるためには何が重要か、誰もが今、真剣に考えなければいけないのだと思います。

我々は自分自身の幻影に恋に落ちる。自分自身が作り出した自分の幻影に。

（ダニエル・J・ブーアスティン）

34

フェイクニュースはテレビ報道でも流されている。

思考力、表現力を身につけることは、「だまされない力」を築くことでもあります。だまされるとは、詐欺被害にあうことだけではありません。情報化社会に生きるわれわれは、日々、だまされやすい環境で生きています。

コロナ禍にあって、「インフォデミック」という言葉がたびたび使われました。

インフォデミックとは、大量の情報がネット上に氾濫し、現実社会に影響を及ぼす現象のこと。そこには噂やデマも含まれます。とくにコロナ禍のように、目に見えない病原体が広がる状況下では、インフォデミックが起こりやすくなります。

実際、2020年は多くのデマが飛び交い、何が真かウソかの判断もされないまま、コロナに効果があると噂された多くの商品がスーパーの棚から消えるという現象がたびたび起こりました。そのデマの発信源となったのは、「エビデンス（科学的根拠）はわからないけど、誰かのために役立つならば」と先を急いだ人たち。本人たちもあんな大騒ぎになるとは思っていなかったでしょう。

さらに、政治家や弁護士、科学者、医者など有識者と呼ばれる人ですら、およそ70パーセントはフェイクニュースをSNS（交流サイト）で拡散しているといわれます。

しかも現在は、SNSが社会に深く浸透し、以前よりはるかにスピーディに情報が広がるようになっています。インフルエンサーと呼ばれる人たちが、ニュースをリツイートすれば、いっきに10万人単位で広がっていきます。その人たちがさらにリツイートすれば、一夜にして数百万人に広がることもあります。アメリカでは「広告者と推奨者の物質的つながりはすべて開示しなければならない」とされ、欧米ではステマ（ステルスマーケティング）は禁止されていますが、日本ではほぼ野放しなのが現状です。

国家転覆をはかるには、わずか3・5パーセントの賛同者を集めればよいといいます。日本ならば、だいたい400万人の同意を集めれば、革命を起こす力になるということ。実際、世界史に残るフランス革命もアラブの春も、わずか3パーセントの反対者から起こったともいわれています。

この力を巧みに利用した人物こそ、ドナルド・トランプ元米国大統領だったでしょう。ネットの世界では、インパクトの強い単語を短く投げかけ、善か悪かと二者択一で物事を単純化していくほど、関心を集めやすくなります。そんな画一化されたコミュニティでは、扇動するのは簡単。自分像をいくらでも強烈に演出できるからです。政府が自分の政策に都合がいいようにマスメディアをコントロールするのが当たり前の時代なのです。

だからこそ、インフォデミックは危険です。間違った情報が社会を変え、暴動につながることもあるからです。これを防ぐ方法は一つだけ。SNSを活用する人が、フェイクニュースにだまされない思考力、読解力、判断力を持つしかないのです。少なくともネット上は、フェイクニュースが拡散しやすい環境であると認識し、根拠のわからない情報を、簡単にリツイートしない慎重さを持つことです。また、全国民が発信者となった今、匿名の人から来た情報は、確認できるまでは事実とは考えない、信用しないのが原則になります。

なお、フェイクニュースが氾濫するのは、ネット上だけではありません。ぼくは、今のテレビのあり方が疑問です。テレビは、国民に強い影響力を持つマスメディアです。しかし、メディアとして正しく公正な情報を発信しているでしょうか。

コロナ禍にはそれが顕著でした。たとえばワクチンは、中長期的な検証がなされないまま、日本でも接種が始まっています。情報番組ではワクチンを推奨する医者ばかり登場し、異なる意見を持つ医者や懐疑的な見方をする人はまるで出演しない。国民に正しい判断を求めるならば、現状でわかっている限りのメリットとデメリットの情報を伝えるべきなのに、デメリットの部分を隠してしまう。だからこそ、人は不安になるのです。

そのうえ、「コロナは怖い」と不安をあおる報道をくり返す。しかし、コロナが怖いという根拠は何か。一方的な報道をくり返し、国民の不安をあおって、誰が得をするのか。われわれはそこをしっかり見極める必要があるのでしょう。


本来人間は、期待したとおりの現実だけ知りたがり、期待に沿わない現実を認めたがらない。

（ハンナ・アーレント）

35

キャンプに食料や道具を持っていかない。

人は、不安を感じやすい生き物です。

とくに、わからないこと、予測できないことに、不安を感じます。

このため、情報化社会では、精神的に不安定になりやすくなります。知りたいことをインターネットで検索すれば、答えが出てきます。ところが、その答えがさまざまで、いろいろな人がいろいろなことをいうので、何が正しくて、何が間違っているのか、わからなくなってしまうのです。

急速にデジタル化する社会で精神的なバランスを保つには、アナログな世界に身を置く機会を増やすのもよい方法です。

私も、休日にはよくキャンプに行きます。最近は、ソロキャンプが流行していますが、私もよく一人で出かけます。ただ、キャンプの仕方はちょっと違う。持っていく食料はおにぎり1個とミカンなど果物一つだけ。そして、おなかが空いて「もう、やばい!」と感じたときに、食べるのです。

そのときに噛みしめるおにぎりとミカンは、どんな名店の料理より、心の底からおいしい。当然のことです。おにぎり1個で生かされる命を実感するのですから。

多くの人はキャンプに山ほどの食料を持っていきます。バーベキューはおいしいし楽しいとは思いますが、医学的に言うと、焼いた肉はAGEsという糖化産物が体内で合成され有害なのです。最近のバーベキューだと、薄くスライスされた肉やおしゃれな野菜を、ガスボンベなどを使用して焼いています。しかし、それでは食のリアリティを体感できない。子どもと一緒に行くのならば、なおのこと最低限の食料しか持っていかず、ギリギリまで我慢させ、自分で火を起こし、鳥や魚を一から捌く経験をさせてあげてください。心から「おいしい」という体験は、ありあまるほどの食材に囲まれていては不可能です。そしてこれは、学校教育ではできないことなのです。

また、キャンプ道具をすべてそろえて持っていく人がほとんどです。しかし、山のなかには、キャンプに必要なものはなんでもある。火を起こすのも、その辺に転がっている木を使えばできます。紐になるツルもある。持っていくのは、マッチと木炭だけで十分です。

また、キャンプ場に大量のゴミを残してくる人がいますが、自然のなかに生きる力を養いにいって、自然を汚して帰ってくるようなことをしてよいはずがありません。最低限の食料と最低限の道具だけでキャンプをすれば、ゴミを出さずにすむ。原始的であることが、サステナビリティの究極のスタイルです。

そうやって、何もないところから生きるために必要なものを試行錯誤しなから生み出せるようになると、自分自身に大きな価値を感じられるようになります。自然のなかでどうなるかわからない。万が一、死ぬようなことも起こるかもしれない。そのギリギリの状態が、生きる尊さを教えてくれるからです。

すると情報化社会に戻ったとき、情報に振り回されて不安が募るようなことがなくなります。

他人の意見より、自分がどう生きるかを軸に思考できるようになるからです。そこから、自分の生き方に必要で、人生を豊かにしてくれる情報を取捨選択できるようになるでしょう。

私も父親がキャンプや山登り、釣りが好きだったので、幼いころからよく連れていかれました。オランダでは大人も夏休みが長いので、車でヨーロッパ中を旅しました。泊まるのはホテルではなく山のなか。食事は自分が釣った魚で、釣れなければ「なし」ということも。過酷な山登りに「もう、いやだ」と弱音を吐いたこともあります。自然や生きもの、食に対するリスペクトは、あの経験が築いてくれたのだと思います。

子どものころは「つらいな」と思ったけれども、大人になるとあの刺激の大切さがよくわかります。生きていくために本当に必要なものは、自然のなかにすべてある。それさえわかっていれば、どんな環境でも自分を見失わず、たくましく生きていけるのです。

あなた自身を最大限に利用しなさい。あなたにとって、あるのはそれだけなのですから。

（ラルフ・ウォルドー・エマソン）
哲学者

36

もっと本能的に生きたらいい。

動植物を育てていると、予想ができないことの連続に驚かされます。

私は、フクロウ、インコ、オウム、爬虫類、熱帯魚などを育てています。

それだけいろいろな生きものを飼っていると、たびたび誰かが体調を悪くします。ただ、動物のほうから「体調が悪いよ」とは言葉にはしてくれない。だから、マニュアル化もできません。羽の先の1枚1枚や、体のつやなどを観察しながら、体調管理をしていきます。そんな予想不可能な状況の連続が、ぼくにはとてもおもしろいのです。

そうやって、自然の生きものを相手にしていると、自分がいかに必要のないものに囲まれて生きているのか、身に染みて感じます。

彼らは純粋に今を生きることしか考えない。私は、生きることより、他のことを考えてばかりいる。その多くが本当に必要なことか、と問いかけるきっかけを彼らは私に与えてくれます。

フクロウは肉食で、ヒヨコを食べます。だから、私は毎日ヒヨコの皮をむしり、ハサミで切って与えます。トカゲやカエルは、生きた虫を食べます。私が生きたコオロギを食べる量だけ食べさせます。動物はみな食べなくては生きていけず、他者の命をもらって生きています。それは人間も動物も同じなのです。

フクロウは、獰猛なハンターです。自然界では、ネズミなどの餌食が豊富にいる場所にすんでいます。増えすぎたネズミをフクロウが食べることで、生態系のバランスを整えています。自然界に生きる動物たちは、みんなそうやって自然の摂理のなかで、自分たちだけが数を増やすことなく、バランスを崩さずに生きているのです。

ところが人間だけがバランスを見失い、自分が生態系のどこに属するのかも忘れて生きている。先進国では少子高齢化が進んでいるものの、地球上では人間ばかりが数を増やしている。人間は地球に甚大な危害を与え、自ら破滅に向かっています。

それを止めるためには、もっと本能を呼び覚ますような生き方をする必要があるのではないでしょうか。これこそ豊かに生きる、ということだと思います。

私は、よく山登りもします。山に行けば、クマやサルやシカなどの野生動物がいて、本能のアンテナを張っていなければ、いつ危険に遭遇するかわかりません。そうやって本能のアンテナを張っていると、多種多様な情報にさらされている自分に気づきます。

３６０度に開けた視界、葉のざわめき、太陽の光、土の感触、風の音、さまざまな匂い……。少しでも気を抜けばすべって転んだり、虫が突然顔にぶつかってきたりもする。そんな予測不可能な出来事から得られる気づきから、私は人生を楽しむ豊かさを感じます。それは、都会で生きていては、絶対にできないことです。

外国の友人が日本にやってくると、日本の豊かさに驚きます。物質的な豊かさよりも、自然の豊かさです。東京から少し車を走らせれば、高尾山があり御岳山があり富士山があり、八ヶ岳にも行ける。海もあるし、川もあり、四季折々に風景が変わる。その豊かさの価値は、物質的な豊かさを求めて生きていては、気づけないものです。

私は医者として生きていますが、人としていちばん豊かな生き方は、自然を相手にする農業ではないかと思っています。自分が育てたものを自ら食べられる豊かさ。それが人間として理想の姿であるし、都会で時間やお金を気にしながら生きていては、絶対に得られない豊かさです。

そうやって豊かさとは何かと考えていると、われわれに服や食べもの、そのほか生活に必要なものを買い求めさせる消費社会が、いかに無駄の集合体なのかと気づかされるのです。

生きるのに大切な事実だけに目を向け、死ぬ時に、
じつは本当には生きてはいなかったと知ることのないように、
暮らしが私にもたらすものからしっかり学び取りたかったのです。

（ヘンリー・デイヴィッド・ソロー）

37

すべて捨てたときに自分の真価が見えてくる。

われわれの暮らしは、いらないものばかりに囲まれています。

お金がつくり出す豊かさは、すべて虚構の世界のもの。高級住宅に住み、有名店で飲食し、高価なものを身に着けて暮らす。はたから見ると、キラキラと輝き、まぶしくも感じるかもしれませんが、それがそのまま人の幸せを表しているわけではありません。

そうした本来価値のないものをすべてそぎ落としていったとき、人にはいったい何が残るでしょう。

すべてを捨てたときに残るのは、自分自身だけです。

その自分の価値とは、どこにあるのか。あなたの頭のなかです。

「自分の頭に入れたものは、誰も盗むことはできない。ものは盗まれてもいいんだよ。本当に価値あるものは、頭にあるのだから」

私は幼いころにそう言われて育ちました。

だから、勉強したし、本も読んだ。成績を上げたいというよりも、子ども心に自分の価値を高めたいと願ったからです。

今も暇さえあれば、本を読み、学ぶことをやめてはいません。「学ぶ」ということは、「自分の価値を高める」ということ。学ぶことを始めたときから、人は何歳からだって自分の価値を高めていくことができるのだと思います。

世の中には、自己破産をしてもたちまち立ち上がる人がいます。多くの人は「あの人は頭がいいから」と特別な目で見ますが、そうではないと思います。その人が、自分の価値を自分の頭に置いているからです。自分の頭さえあれば、他のものは失ってもなんとでもなると、わかっているのではないでしょうか。

だからこそ、お金だけでなく、周りからの信頼を失っても絶望することなく、「自分しだいでなんとでもできる」と立ち直れるのだと思います。お金やものに対する価値観は、思考の最底辺に置いておけばよいのです。

精神的に追い詰められて再起できない人と、再起する人の違いは、「何に価値を置いているか」だけではないかと思います。そう考えると、怖いことはなくなります。どんな失敗をしたところで、自分しだいで立ち直れるとわかるからです。

オランダに住んでいた少年時代、子どもだけでなく、学校の先生もよく遅刻してきました。1時間くらい遅れてくることもある。何をしていたのかと尋ねると、「コーヒー店が混んでいたのよ」というのです。

日本だったら、教育委員会を巻き込んだ大問題になるでしょう。PTAが大騒ぎをし、先生バッシングが始まるはずです。でも、オランダでは誰も怒らない。「そうだよね、朝はコーヒーを飲みたいよね」と気にもしないのです。

正しいことは国やコミュニティによってこれほど違うし、人によっても異なります。「みんなが正しいというから、自分も正しいと思う」と集団に流される考え方を捨てたとき、人は自由に楽しく生きられます。自分自身の頭のなかにある価値にしたがって生きられるようになるからです。それが「人間らしく生きる」ということではないでしょうか。

ところが、日本では同調圧力が強く働く。まわりに合わせていたほうが安心、そんな生き方をする人がいかに多いことか。自分のいる集団が間違った方向に進んでいるとわかっていても、合わせてしまう人もいる。でも、他人の考えはあくまでも他人のもので、自分自身を幸せにしないばかりか、自分の生き方を窮屈にしばりつけます。

では、価値を自分に置いて生きるにはどうすればよいのか。

それは、学び続けることです。そうして自分の考えを言葉にする力を高めることで、われわれは資本主義社会の歯車とされることなく、自分自身の人生を自由に生きられると思うのです。

私は、自分に日々起きた出来事によって創られた存在ではない。私は、自分自身の意志で選択して築きあげられたものである。

I am not what happened to me, I am what I choose to become.

（カール・グスタフ・ユング）

第4章
腸内細菌博士・藤田紘一郎先生と語る

「これからの医療に大切なこと」

藤田紘一郎×苅部淳

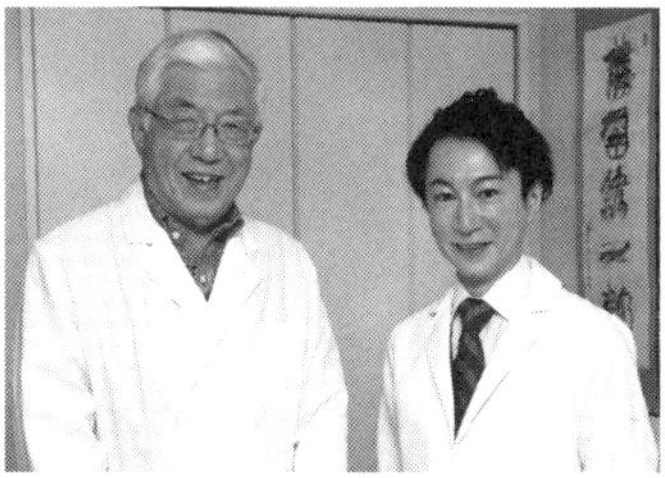

撮影／高橋聖人

免疫力を高めるのは、難しいことではない

苅部淳（以下　苅部）　日本は、ものや情報があふれ過ぎていて、何が大切なのか見えにくくなっています。健康になりたいと願っていても、いろいろなことをやり過ぎて、かえって健康を損ねてしまうこともある。ぼくたちが健康に生きていくには、ある程度、原始的な暮らしに戻っていくことが必要ではないかと思うのです。

藤田紘一郎（以下　藤田）　私は医療調査のためにこれまで40カ国をめぐってきました。そのほとんどは発展途上国です。とくに70代までは、インドネシアのカリマンタン島に毎夏通っていました。

島の暮らしは、川の上に家やトイレをつくり、その川に排泄もすれば、顔や体を洗い、料理もする。人々は川とともに生きています。ですから、川の水をダメにする洗剤や消毒剤はいっさい使わない。日本人が「キタナイ！」という生活がそこにある。でも、アレルギーになる人も、糖尿病や高血圧になる人も、うつ病になる人もいません。

苅部　私も、インドやスリランカでアーユルヴェーダを学んだ経験があります。アーユルヴェーダは5000年の歴史を持つ医療です。薬草やハーブを使って治療を行いますが、それがな

ぜよいのか、科学的にはいまだ解明されていないものがほとんどです。

それもそのはずで、一つの成分だけで薬効を考えたりせず、体調とはさまざまな成分と腸内細菌が複雑に作用しあって改善していくもの、と捉えているからです。

ところが、西洋医学は1対1対応で、一つの病状に対して一つの成分で考える。だからこそ病気になると、一度にさまざまな種類の薬を飲まされることになります。今、高齢者は平均して1人で6種類もの薬を飲んでいるともいわれます。その副作用で健康を害する人も多い。それでは、なんのための医療かわからなくなってしまう。

医学の根本は、自分の免疫を高めることにあるはずなのに、薬ありきで医療は進んでしまっています。


藤田　人の暮らしが、土から離れすぎてしまっていますよね。

生物は生まれたら、いずれ死ぬ。その死骸は、処理をして自然に戻さなければいけない。その役割を担っているのが、土壌菌です。土壌菌が死骸の分解を助けて、土に返す。その土を礎《いしずえ》にして、再び新たな生命が生まれてくるのです。つまり、土こそが生命の基本です。

土壌菌は、何億もの細菌の仲間の総称で、どこにでもいます。私たちの身のまわりにもたくさんいて、床やテーブルなどにもいる。何より、腸内細菌の大半が土壌菌の仲間であることがわかっています。

腸内細菌は私たちのおなかにいて、外界にいる土壌菌と密接に関係しあうことで、腸の働きを支えている。消化吸収を支え、免疫力を高める手助けをしているのです。ですから、土壌菌を排除するような暮らし方をしていると、免疫力は弱まり、新型コロナウイルスなどによる感染症やがん、糖尿病などの慢性疾患を引き起こしやすくなります。

つまり、免疫力を高める方法とは、簡単です。土と仲よく暮らせばよいのです。

苅部　ホールフーズという考え方が広がってきています。野菜や果物など土が育んだ自然の恵みを丸ごと食べ、自分の健康を増進するだけでなく、自然そのものを大切に守っていこうという哲学的な考え方です。土と仲よく暮らすとは、自然のままに食べるということと共通しますね。

しかし今、日本の土壌そのものに問題が起きている。

化学肥料や農薬を大量に使ってきたので、土のなかの微生物が死んでしまっている。100年前の土とはまるで違うといいます。

しかも、日本でよく使われている除草剤は、ベトナム戦争でアメリカ軍が散布して多くの被害をもたらした枯葉剤につながる製品とされます。

土にも自然にも、それを食べる人間にも害があるとわかっていても、一度使い始めたらなかなかやめられない現状がある。その残留農薬が怖いから、塩素を使って野菜をきれいに洗って食べるという人も多い。

野菜にはもともと土壌菌が付着していて、それも含めて食べることで、腸内細菌を元気にしていたはずです。医と食は根が同じであり、病気予防には食が重要とする医食同源の考えも、腸内細菌が元気であってこそ成立します。それなのに、細菌を殺すような薬剤にまみれた野菜を食べれば、腸にいる細菌にまでダメージを与えてしまいます。


藤田　本当にそうだと思います。現代人は、土をないがしろにしすぎてしまった。それによって、自らの腸内細菌にダメージを与え、免疫力を落としてしまっている。このことすら、知らない人が多いですよね。

それでもやっぱり、もっと土壌とふれあってほしいと私は思います。そのほうが、病気が防がれ、元気に生きられるのは確かなことです。

また、私たちが子どものころは、野菜に虫がついているのは当たり前だった。キャベツをゆでると、青虫がワーッと浮いてきたものです。今は、そうした野菜を売ると、客が文句を言ってくるという。でも、虫がついているということは、農薬の害が少ないということ。そうした野菜に出会えたことを喜び、安心して食べてほしい。消費者の意識が変わることで、農薬の使われ方も変わっていくかもしれませんね。

苅部　人の意識の変化は、社会を変える力になります。

今、田舎で暮らすことを選ぶ人が多くなっています。仕事も、必ずしも都会にいなくても、リモートでできるようになった。農業を始める人も増えています。

これは、人間がもともと持っていた「自然とともに生きたい」という本能ではないでしょうか。地産地消、自給自足という考え方がもっと広がり、自分たちのコミュニティのなかでシェアする文化がとり戻されてくれれば、野菜も大量生産する必要がなくなり、農薬もさほど必要なくなる。これからの日本には必要な流れではないかとも思います。

美しさは、どこからくる？

藤田　苅部先生のように若い医者が、医食同源の考え方に基づいた医療を目指すのは、非常にめずらしいし、素晴らしい。なぜ、こうした考え方を持つようになったのですか。

苅部　ぼくは両親がともに医者でした。父親は自然が大好きな人で、よく山や海など自然のなかに連れていってくれました。そんな環境でずっと言われ続けたのが、「どんなに医療や科学が発達しても、人間が自然にかなうことはない」ということでした。
ぼくが生まれたのは１９８２年。翌年にＨＩＶ感染症、いわゆるエイズが報告されました。

子ども時代にたびたび報道されていて、自然の驚威に医学が立ち行かなくなるさまを、両親の話を聞きながら感じていたことを覚えています。

一方で、毎週のようにキャンプに連れていかれ、自然のなかで、最低限の食料と道具だけで衣食住を賄うという原始的な暮らしのおもしろさも感じていました。

ところが、スーパーに行くとたくさんの商品が並んでいる。おいしいものをすぐに手軽に食べられる生活は、キャンプ生活と比べてなんだかつまらないなと思っていました。

そうした幼少期を過ごしたうえで医学部生になったとき、現代医学の歴史は、たかだか100年ほどしかなく、それだけしか勉強できないのは、ものすごくつまらないと思いました。人間が何千年もかけて、自然とともに健康増進を行ってきた歴史にこそ、予防医学の根本があるのではないか、と考えたからです。

藤田　子どものころには一時期、オランダにいたそうですね。

苅部　小学生のころでした。もう20年ほど前になります。

オランダも先進国ですが、当時から非常に環境に対する意識の高い国でした。国土の3分の1が海抜ゼロメートル地帯で、地球温暖化が進めば海に沈んでしまうため、危機感が強いのです。資源もないので、風車による風力発電も発達していました。

そうしたなか、「あなたたちが今のような暮らしを続けていたら、世界は破滅しますよ」と毎日のように学校でいわれ、小学生のころから危機意識を植え付けられました。オランダというと「風車のある風景が、のどかだよね」という人がいますが、資源のないオランダでは、風力発電は重要な電力で、相当にエコな生活も送っています。

ところが日本に戻ってきたら、食べ放題のような食生活が当たり前で、テレビや電気はつけっぱなし、暖房冷房も完備という生活だった。このときに、「なんかおかしい」という思いが強く芽生えました。

藤田　それではどうして、形成外科を選んだのですか？

苅部　研修医のころ、70代80代の人が「もう手術はしたくない」と言っているのに、家族の願いでがん手術を受けさせられることを何度も経験しました。なぜ、本人が手術をしたくないと言っているのに、その希望を叶えてあげられないのか。私には理解ができなかった。一般外科医になれば、こうした場にくり返し立ち会うことになるでしょう。

一方、内科は、風邪や生活習慣病の治療がほとんどです。私は、風邪に薬は必要ないと思っています。糖尿病（2型）や高血圧症などの生活習慣病は、ほとんどの場合において食事に原因がある。自分が好きなものを食べ放題に食べる生活を送った患者さんから、「先生、薬をください」と言われたら、「まずは食事を正してから来てください」と答えてしまうでしょう。それがわかっていたので、内科医にも向かないと思いました。

では、そこから一番離れたものはなんだろうと考えたとき、形成外科が目に入った。形成外科は、見た目を治す外科です。見た目が違うだけで、命にかかわることは少ない。口唇口蓋裂《こうしんこうがいれつ》のように、先天的に唇などに裂け目があって、食事ができない場合は命にもかかわってきますが、多くの場合は、見た目が最大の問題で、日常生活には問題がない。

しかし、その見た目が本人のコンプレックスを生み、差別も生む。ここをとり除く医療が形成外科であり、精神的な改善にもつながっていくことから、私は精神外科だと考えています。コンプレックスの改善は、その人が健康に生きていくために必要なことであり、治療を受けたいという本人の強烈な動機もある。ここに医者としての魅力を感じました。さらに何かを一からつくりだす芸術的な要素も必要で、私自身絵を描いたり、チェロを弾くなど音楽にも親しみがあり、好きなことが仕事に生きるのではと考えました。美容外科は、その延長線上にあります。

最近は美容外科が人気です。ではなぜ、人はきれいになりたいのでしょうか。

コミュニティのなかで自分を認めてもらいたい、認めさせたいと思うからです。人が社会的な動物である以上、当然の感情です。それは、その人が健康に生きていくためには必要なことでもあります。実は、美容外科とは哲学的な要素の高い医療なのです。

ところが、その願いを逆手にとって、金もうけの道具にしてしまう人たちがいる。けれども、私は、見た目をきれいにすることで、さらなる病気の予防につなげていきたいと思っています。

藤田　美しさというのは、内面から出てくるものも大きいですね。

私は美しさの根本は、腸にあると考えています。腸がきちんとしていることが生きるうえで重要な条件で、病気も健康もすべては腸から始まっています。それは、美容も同じといえるでしょう。肌を若々しく整えるには、ビタミンB１やB２、葉酸などのビタミンB群と、ビオチンが必要です。これらの成分は、腸内細菌が合成しています。よって、腸を大事にしていくと、肌のトラブルはすべて治っていきます。

苅部　おっしゃる通りです。それなのに、肌と腸を切り離して考えている人がほとんどです。好き勝手な食事をしながら、「シミをとりたい」とレーザー治療を受けにくる人がいます。そのときには、「腸にいい食事をしてくださいね。お肌のためには、腸内細菌がとても大切ですよ」と伝えて食事指導も行っています。

腸がすべての土台ですよね。40歳50歳を過ぎると、シミやシワに悩む人が増えますが、シミやシワを予防したいならば、腸内細菌を大事にする食生活がもっとも大切です。それがすなわち、免疫力を高めることでもあり、あらゆる病気の予防につながっていくわけです。

あなた、そんな食事ばかりしていたら、将来、がんにもなるし、認知症にもなりかねないですよ、と20代30代の人たちに言っても誰も関心を持ってはくれません。でも、お肌がシミやシワだらけになりますよ、と言うと興味を持ってくれる。美容は病気予防に向けたとてもよい入り口なのです。

免疫力の向上と栄養学

藤田　免疫力を上げることとは、いちばんお金のかからない健康法です。野菜を買ってきて、丸ごと食べたらいいいだけだからです。

苅部　私も藤田先生に教えていただいた酢キャベツを、いろいろアレンジしながら、毎日食べています。

土の状態が昔のままならば、野菜や果物を丸ごと食べていれば、自然免疫は簡単に高まると思いますが、今は、残留農薬の問題もあり、それを腸に入れることで腸内細菌にダメージを与えてしまう、という懸念もあります。

藤田　でも、私たちは食べていかなければいけません。無農薬野菜を探せばよいのですが、現実問題としてそれはなかなか大変。食は毎日のことだからです。だからといって、野菜の食物繊維は腸内細菌のエサとして絶対に必要ですし、ビタミンやミネラルも健康には欠かせません。
それならば、今手に入る野菜と一緒に、腸内細菌が喜ぶものも一緒にとり入れてあげましょう。いちばんいいのは、発酵食品です。日本には、多種多様な発酵食品があります。酢キャベツに使う酢もその一つ。最近では、ぬか漬けをつくる人が増えているそうですね。

苅部　ぬか漬けはとてもいいですよね。乳酸菌の宝庫です。乳酸菌を毎日とるようにしていると、腸内環境もよくなり、免疫力も高まります。

藤田　ぬか漬けを最初に始めるとき、野菜の切れ端を入れて捨て漬けにしますが、江戸時代の人はその捨て漬けを刻んで食べたそうです。ぬか床に長く入れてあった捨て漬けは、まさに乳酸菌の塊。とくに夏バテのときに、それを食べて治していたといいます。

苅部　江戸時代の人たちの知恵は、すごいですよね。捨て漬けを食べることで体調がよくなるということが、経験からわかっていたのでしょうね。体の感覚も優れていたのだと思います。「これを食べると、こんなふうに体調がよくなる」と感じとる野性的な感覚があった。
しかし現代は、それがなくなってしまっている。体調が悪くなるとすぐに病院に行き、検査を受けて、数値を見て判断することに慣れてしまったからです。自分の体調も数字を見て確認するようになっている。デジタル化しすぎるのも、よくありません。

藤田　日本全体が西洋医学にどっぷりつかりすぎています。

実は私も50代のころは、暴飲暴食をくり返していたんです。医学部の教授をしていたのですが、教授になっている人は、みんな変なんですよ。頭はいいが性格のおかしな人が多い。そんな人たちと一緒にいるストレスで、自分もいつの間にかおかしくなっていました。そのころの私は、「瞬間湯沸かし器」といわれるほど怒りっぽい性格をしていました。糖尿病にもなってしまい、このままでは早死にしてしまうと思ったとき、免疫力を高めるには腸内細菌が大事だということで、食生活を見直しました。

自分の腸でサナダムシを飼うこともしました。

腸を大事にする食生活を続けていたら、体調がどんどんよくなっていった。それは肌質にも表れました。55歳のころの肌年齢は64歳で、80歳になった今は肌年齢が62歳です。18歳も若返りました。性格もおだやかになり、人の話も楽しく聞けるようになりました。

そうやって腸にいい暮らし方をしていると、体が食事に敏感に反応するようになる。保存料などの食品添加物を使ったものを食べると、舌がピリピリと感知するようにもなりました。こうなるともう、腸を害する加工食品やインスタント食品などは食べたいとも思わなくなるものです。

現代人に増えている病気はすべて、食から起こってきています。うつ病などの心の病気もそう。その原因は、食物繊維の摂取量の少なさにあります。食物繊維をもっとしっかりとっていれば腸内細菌も元気になって、それによって脳の働きもよくなり、幸福感もつくられる。

うつ病を防いだり、治したりするために必要なのは、食物繊維です。

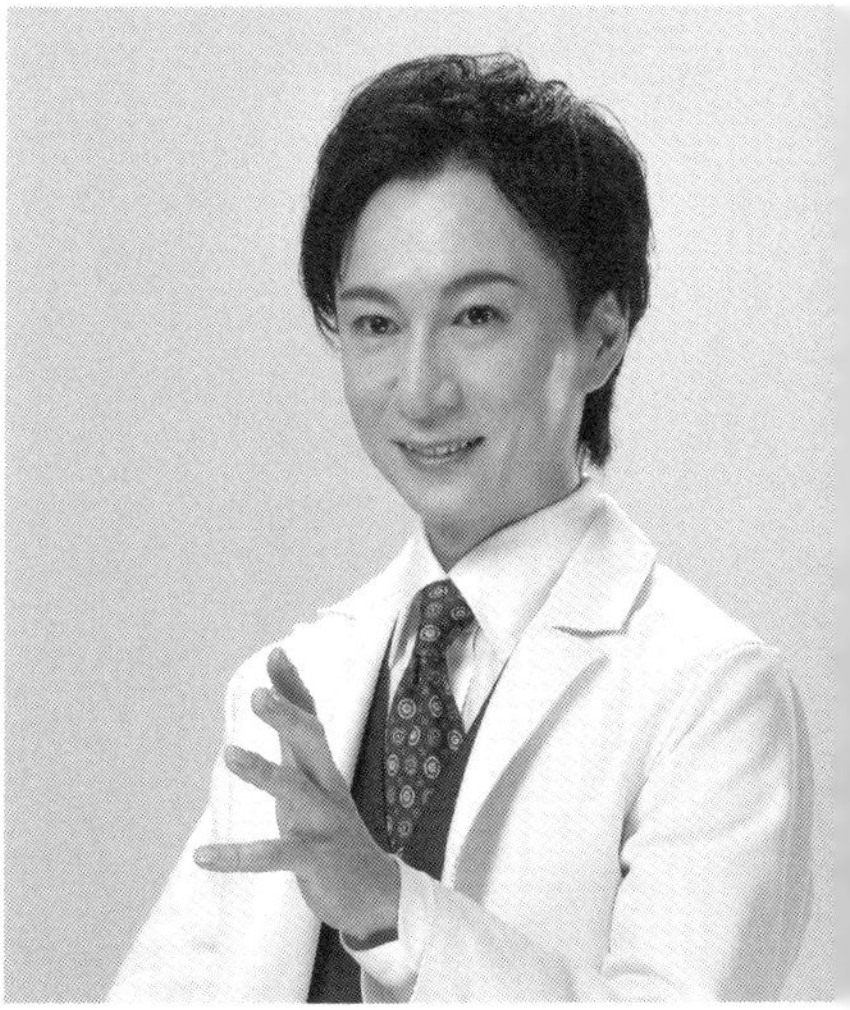

苅部　食事を変えれば心も体も、性格までも変わっていく。それなのに、起こっている症状に対してさまざまな薬を処方して抑え込もうとするのが、今の医療の最大の問題点ですよね。

医学部で栄養学を教えないことが、本当によくないのだと思います。医者は薬で病気が治ると思い込んでしまっています。

そもそも、大学病院にいる医者は、病気を研究する学者たちです。論文を書いて賞をとりたいという人たちばかり。患者に食事の重要性を伝えるという面倒なことをするより、薬になる成分一つを見つけたほうが注目され、出世もでき、製薬会社から恩恵を受けることもできる。

野菜を丸ごと食べれば病気になりませんよ、土とふれあいましょう、と言ったところで、何の賞ももらえません。

でも、われわれは多種多様な生命体とともに暮らす生物です。自分一人で生きているつもりになっていますが、実は、腸内細菌や皮膚常在菌などに守られています。自分が弱ってしまえば、自分を守ってくれている生命にも悪影響をもたらすことになる。そう思えば、自分の生命そのものの見え方が違ってきます。

自分一人で生きているつもりになってはいけませんね。

藤田　苅部先生のような考え方を持つ医者は、本当にめずらしい。私も大学でさんざん変人扱いされ、誰も私の言うことに耳を傾けてはくれませんでした。苅部先生のような人はなかなか出てきません。

苅部　ぼくも、大学にいたときには、だれにも相手にしてもらえませんでした（笑）。だから、自分のめざす医療を実現するために大学を出ま

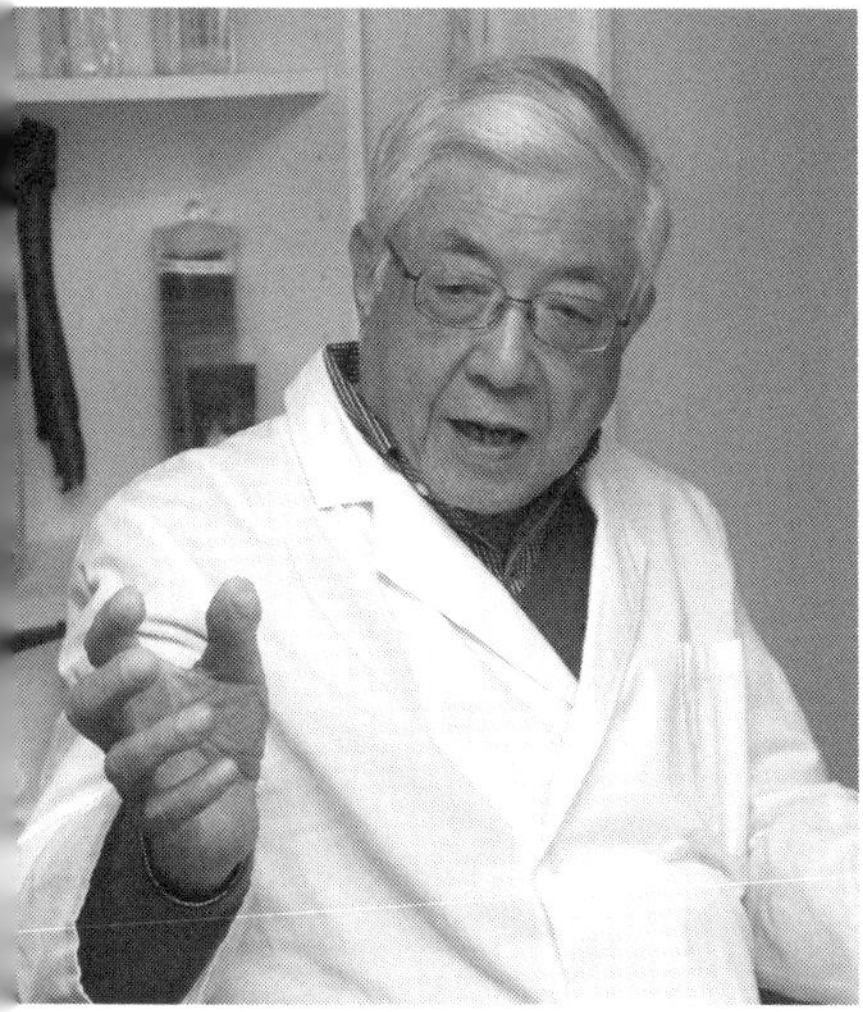

撮影／高橋聖人

した。

藤田　病院は、病気を治すことばかり考えます。でもそれは、薬を使って表面的に治すことです。なぜ病気になったか、という根本的なことは考えない。「食事を変えればいい」と言ってしまったら、誰も病院には来なくなってしまいますからね。

苅部　糖尿病は食事に問題があるのに、薬でヘモグロビンA１ｃの値が下がれば「治った」と言います。でも、数値が下がったからといって治ったわけではない。精神科でも運動療法や食事を変えるだけで相当改善しますし、薬に頼っている限り、薬をやめたら数値ももとに戻ってしまう。ただ、薬漬けにしているだけです。

こんなことを大学で話したら、袋叩きにあってしまいます。でも、ぼくたちは、もうそんなことをやめなければいけません。このままいけば、１００年後には医療も環境も破綻するのは目に見えている。自分たちの子孫に申し訳ないことをすることになる。

でも、日本は今、豊かな状態にあるから、医療も環境も持続可能だと勘違いしてしまうのでしょう。戦後まもないころまでの日本人は、飢えがすぐ身近にあり、みんなやせていて、太っている人などほとんどいませんでした。江戸時代の末期に日本を訪れた外国人が、駕籠《かご》かき（駕籠をかつぐことを生業とする人）の食事を見て、驚いたとの記述が残っています。彼らは何十キロの重さの駕籠をかついで長距離を走っているのに、食べているものは、玄米のおにぎりと梅干し、味噌だけ。ドイツの医師が、自分たちの肉を食べさせたところ、駕籠かきはいつもの元気が出ず、駕籠をよくかつげなかったといいます。

日本は、かつての日本食に徹底的に戻したらいいと思います。五穀と味噌汁、そして発酵食品。ここを食の基本とするだけで、平均寿命と健康寿命の差もぐっと縮まり、元気な高齢者ばかりになる。そんな高齢社会を日本は食事を戻すだけで実現できるのです。

藤田　そうして、「これを食べたら、腸内細菌が喜ぶかな、悲しむかな」と考えるだけでも、健康状態は全然違ってきます。

とても素敵な生き方です。

ところが現実は、日本は世界一長寿だけれども、世界一病気を持っている国になっています。死にはしないが、病気になっている人が非常に多い。これは、幸せなことではありません。ピンピンコロリで生きていきたい。年をとると、なおのこと、そう思うものです。

苅部　ここを変えるには、藤田先生は何がいちばん必要だと考えますか。

藤田　もっと自然とふれあう生活を送ることだと思います。

苅部　ぼくも同じです。自然回帰こそ、これからの日本人にはもっとも重要なことだと考えています。

藤田　あとは、もっとおおらかに物事を見ること。

インドネシアに行くと、いいことと悪いことが分からなくなります。盗難事件がたびたび起こるのですが、泥棒は、お金持ちから盗んだお金を、それを必要とする人たちみんなで分けあうのです。自分だけがおいしい思いをしようとはしていない。私も何度か盗まれましたが、そんな姿を見ると、怒ることもできなくなります。

日本は、なんでも「いいか、悪いか」で考えるようになってしまった。でも、人間のあらゆる営みは、白か黒かで切りわけることなどできず、グレーの部分が大きいものです。この部分をおおらかに眺められるようになると、社会がこんなに窮屈に感じられることもなく、人が人らしい感情を表現できて、のびのびと暮らせるようになると思います。

苅部　昔の日本にも、石川五右衛門やねずみ小僧次郎吉がいて、英雄扱いされていましたね。日本にもそんな文化があった。そう思い出すだけで、日本という国のおもしろさ、底の深さを感じますね。

◎おわりに

現実を生きてない人間、家畜化された現代人

集中治療室のなかの人間にいちばん似ているのは、家畜工場のなかの家畜である。狭い檻のなかに閉じ込められ、日光や温度などを人工的にコントロールされ、食糧はベルトコンベアによって充分に与えられ、そうやってただひたすら食べて眠ることが彼らの生になっている、ニワトリたち。

人間は、家畜にしているのと同じことを、人間に対してやってきたのではないか。それをもって文明だと言ってきたのではないか。

〈無痛文明論(1) 森岡正博:『仏教』44号〉

これは私が尊敬している哲学者の森岡先生の言葉です。現代文明は「人間にとって必要不可欠な人生の意味から目をそらさせ、快楽・快適さ・安楽さと引き換えに生命のよろこびを我々から奪う。先進諸国に住んでいる人はそのうねりに飲まれていることを知っているが、そこから脱出するすべを知らない」ともおっしゃっています。

藤田先生との対談にもあった通り、今こそ原点に立ち帰り、自然との対話を密にし、環境に負荷をかけないような昔の生き方に戻るべきです。

パソコンやスマホに没頭し、ほとんどの人間が仮想空間に生きている状態なのです。結局、人間が自分の足で歩かず、楽することばかりを追い求めた結果、美味しいものを食べすぎて肥満や糖尿病になったり、皮膚が薄くなり色素の減少により皮膚癌の発症率が上昇したり、除菌のしすぎでアトピー性皮膚炎やじんましんなど皮膚疾患の増大を起こしているわけです。

また、極端なダイエットの流行による骨粗鬆症など骨疾患の増加、女性ホルモンの減少によるしみ・しわの増加、下痢・便秘の悪化、不眠・うつの増加も重大な問題です。

マイクロバイオームという無数の細菌の集まりが、われわれの皮膚や腸内、家のなかでさえもびっしりと敷き詰められ、われわれを有害な菌やウイルスから守ってくれています。過度な除菌によって、本来死んでしまうはずのウイルスが長時間生存するようになるともいわれているのです。

森岡先生が言う「自己家畜化」とは、人類が野生生物とは異なり、自らつくる環境によって身体的にも特異な進化をし、自分をあたかも家畜のように管理する動物であるということです。医学や科学に頼り、自然と切り離されたなかで生きてきた結果なのです。

今こそ声を大にして「現代人は五感を使え！」と訴えたい。

自然と触れることこそが最大の勉強となり、刺激となるからです。自然の中で得られる情報はスマホを眺めているだけより遥かに多くの情報量をもたらしてくれます。風のそよぎ、川のせせらぎ、虫の声、花の匂いなど五感を全て使って感じ取ることが大切なのです。

それにより想像力や創造性を身につけることができると思います。人間は何より自然のなかの一つの小さな生き物に過ぎないのです。

また、日本の医療は細分化されすぎました。それによって専門性はより高まっていますが、臨床の現場ではさまざまな問題が出てきています。人材不足も深刻です。外科医や産婦人科医のなり手がいなくなっているのです。

外科医は当直も多く、手術室に入ると長時間出て来られなくなります。

産婦人科医もいつお産が入るかわからないため、病院のＰＨＳを枕元に置いて寝る生活を送っています。

しかも、リスクを伴う医師は訴訟を起こされやすい職業です。訴訟を起こされるということは、われわれ医者にとって仕事を失うことを意味します。

そうであるならば、外科や産婦人科はあらかじめ選ばないほうがいい。自分の専門分野のみを極めていき、他の治療にはかかわらないほうがいい。今の医療現場には、こうした考えが広がっています。

とくに、結婚や出産、子育てを将来的に考えている女性医師は、定時で帰宅できる麻酔科などの診療科を選ぶようになっています。

医者も自分の人生を持つ一人の人間です。こうした考え方を誰が責められますか？　この問題を解決するならば、医療界の枠組みを変えていくしかありません。

ところが、数年前にとんでもないことが起こりました。

私立の大学が女性受験者の点数を一律に減点していたことが報道され、「男女差別」とメディアが大騒ぎしたのです。しかし、これは多くの大学病院でもともと行われてきたことです。医療を守るために必要なことだったのです。背景には、外科や産婦人科を中心とした医者が、週に3回から4回も死ぬほどの思いで当直をこなしている現実があります。それがいかに過酷な生活が、想像できるでしょうか。

「人命を守るため」という大義名分のもと、医療の奴隷のように働かされている医療従事者たちがいるのです。

その多くは、男性医師です。この過酷な環境を改善するには、出産予定を持たない医師を増やしたりＡＩやロボット技術などを用いて人材不足の解消を目指し、仕事を分担できる環境を築いていくしかありません。

メディアは医療の持続可能性という大きな問題を無視し、「男女差別だ」「違法だ」「前時代的な悪しき風習だ」と騒ぎ、テレビ番組などでは「深刻な問題」と視聴者の関心をあおりました。国民はその意見に同調し、あるいは黙認しました。

「違法だ」「古い体質を正せ」と非難されては、大学病院も変わらざるを得ません。

今後は、男女平等が守られるでしょう。

そうして外科医や産婦人科医が減り続けたとき、この国の医療は、なかなか手術を受けられず、少子化だというのに出産制限がかけられる状況になります。というより、もうなっています。

この責任は、誰が負うのですか？　メディアが責任をとると思いますか？　それどころか、批判の矛先を再び病院に向けるでしょう。「外科医や産婦人科医が減っているのがわかったのだから、しっかり教育をし、人数調整をすべきだった」と。

そのとき、あなたはどうしますか。再びそれを傍観しますか？　結果として傍観してしまったつけは、われわれが負うことになるのです。

一方的な情報を信じ込むのは、恐ろしいことです。自分の知らないところで、多くの人を苦しめています。それは、まわりまわって自分を苦しめることにもなります。

現代社会には、「男女平等」「人命を救う」「違法」「古い体質を払拭する」など、多くの「正義」が存在します。

でも、それが本当に正しいことなのかは、自分の目で見て、自分の頭で考えることでしか判断できません。「誰かがそう言っていたから、自分もそう思う」という思考は、もうやめなければならない。そうすることでしか、医療も食も自然も破綻させず、すべてのサステナビリティを守っていくことはできないのです。

そのためには、どうすればよいのか。

私が理想とする「エシカル・マインド」を持ち、垂れ流されてくる情報に惑わされることなく、必要な情報は自らとりに行く習慣を持つことです。

広告収入の大きいテレビや新聞、雑誌、SNSなどは、本当のことを言えず、見てくれる人をいかに増やすかが最大の動機になってしまっている。これは間違いないことです。

そうしたなかで、本という媒体はおもしろい、と私は思っています。その一冊は著者の思考に偏ったものだけれども、多くの場合において、広告主はいない。読者は有料ではありますが、どの本を選ぶのかは、自分の意志に任されています。その一冊で著者と対話することもできるし、反論を持つこともできる。

大切なのは、声を上げて伝えること、そしてこれ以上、われわれを育んでくれている自然や100年後の世界に負担を与えないこと。100年後の人たちが、「ああ、こんなことを言っている医者もいたんだな」と思ってくれたらうれしい。

でも、何よりも望んでいるのは、自分が受けている医療が正しいのか、自分がどんなものを食べているのか、心身の健康に本当に必要なものは何か、これからの人類はどのような方向に向かうべきなのか、生きる価値をどこに置けば幸福感は増すのか、とあなた自身が考えるきっかけとしてくれること。そんな一冊にこの本がなってくれたら、著者としてこの上ない喜びです。

そして、私たちとともに未来をつくっていける方が、一人でも増えることを望んでいます。

最後に、今回、私の著書のために対談の機会をおつくりいただき、その後ご逝去された藤田紘一郎先生に感謝の言葉を述べさせてください。

藤田先生、今まで大変お世話になりました。

予防医療研究協会の顧問として我々に多くの教えを与えていただいたこと、決して忘れません。

人々に腸や健康の大切さを示した先生のご意志を絶やすことなく受け継ぎ、これからの人々の健康を守り抜く所存です。

そしてその先駆者として世界中の方々に腸の重要性を伝えた偉大なる藤田先生への感謝と共に心よりのご冥福をお祈り申し上げます。

私の「エシカル・マインド」

本当の美しさとはなんでしょうか。

それはあなたの顔が綺麗だとか服装が高級かということでしょうか。

皆さんは気づいているはずです。

高い車や高い時計を持っても幸せにはなれません。

精神的価値よりも物質的価値に重きを置くのは時代遅れなのです。

金銭や物欲にまみれた世界は終わりにしましょう。

本当に美しいのは心身ともに健康であるということです。
人間を豊かに、そして自然との素晴らしい調和を取り戻す。
私は皆様の幸せのため、全力で挑み続けます。

２０２１年8月吉日

苅部　淳

苅部 淳 Jun Karibe

麹町皮ふ科・形成外科クリニック院長、予防医療研究協会理事長。順天堂大学医学部を卒業後、東京大学附属病院で初期研修を行い、東京大学附属病院形成外科に入局。埼玉医科大学形成外科助教、山梨大学形成外科助教・医局長を経て現職。ともに医師である両親の仕事をする姿を見て、小学生の頃から医師を志す。形成外科医として日々、診療を続ける傍ら、世界にも類を見ない少子高齢化社会に突入する日本の未来のために新たな「医療」「医学」の在り方を研究、提言する予防医療研究協会の理事長として、予防医療の重要性を訴えている。

未来を変える
Ethical Mind [エシカル・マインド]
医療の現場から考える、持続可能な社会

2021年10月8日　初版発行

著者	苅部 淳
発行者	佐藤俊彦
発行所	株式会社ワニ・プラス 〒150-8482　東京都渋谷区恵比寿4-4-9 えびす大黒ビル7F 電話　03-5449-2171（編集）
発売元	株式会社ワニブックス 〒150-8482　東京都渋谷区恵比寿4-4-9 えびす大黒ビル 電話　03-5449-2711（代表）
編集協力	高田幸絵
装丁	新 昭彦（TwoFish）
DTP	株式会社ビュロー平林
印刷・製本所	中央精版印刷株式会社

 ISBN 978-4-8470-7058-7
ワニブックスHP　https://www.wani.co.jp